沪上中医名家养生保健指南丛书

总主编 施杞 执行总主编 金义成 黄琴峰

常见老年病的针灸推拿预防和护养

主编 赵粹英 执行主编 马晓芃

上海市老教授协会
上海中医药大学老教授协会
编著

U0276661

复旦大学出版社

弘揚名家養生之道

服務人民健康事業

賀《沪上中医名家养生保健指南丛书》出版

陳凱先 二〇一三年 九月

发扬中华文明精髓

发展中国特色养生

贺《沪上中医名家养生保健指南丛五》出版

汤钊猷

二〇一三年九月

健康来自科学的生活方式

复旦大学上海医学院博士生导师 杨秉辉

2013. 9.

沪上中医名家养生保健指南丛书
编 委 会

常见老年病的针灸推拿预防和护养

编 委 会

主　　编　赵粹英

执行主编　马晓芃

副 主 编　黄　燕

编　　委（按姓氏拼音排序）

窦传字　洪　珏　黄　燕　李志元　刘　婕

刘晓旭　马晓芃　吴凌翔　杨延婷　张　丹

张翠红　赵粹英

绘　　图　杨延婷　李志元

Foreword

序　1

　　"人民身体健康是全面建成小康社会的重要内涵，是每一个人成长和实现幸福生活的重要基础。"这是习近平总书记在会见全国体育界先进代表时的讲话，说明健康对个人和社会的重要性。

　　《沪上中医名家养生保健指南丛书》是上海市老教授协会和上海中医药大学老教授协会经过协商、策划而编著的一套系列丛书，本丛书的出版得到了李从恺先生的大力支持。本丛书的总主编施杞教授曾多次获得国家级、上海市科技进步奖，也曾获得"上海市劳动模范"、"上海市教书育人楷模"等荣誉称号，是德高望重的著名中医学家、上海市名中医，在中医临床上积累了丰富的经验；两位执行总主编也都有着深厚的中医学术功底和科普著作编著经验；各分册主编都是具有临床经验几十年的中医资深专家，在无病先防、有病早治和病后调养等方面都有独到而卓有成效的方法。专家们感到，由于优质医疗资源的缺乏，每次门诊人数较多，而无法给病人解答更多的疑问,在防病和自我保健上也无法讲深讲透,因此冀望通过编著科普书籍来缓解这一矛盾。在编写过程中,他们结合现代医学知识对疾病进行分析,更重要的是把中医千百年来的实践和知识穿插其中;既考虑权威性,又考虑大众化;既继承了中医名家的经验,又奉献了自己的临证心得,体现了原创性。他们撰写认真,几易其稿,将本丛书和许多其他的养生书籍区别开来,以期正本清源,更好地为人民健康服务。

"人生百岁不是梦",但要靠自己对身体的养护和医护人员的帮助。由于非医务人员在医学知识和技能上的缺乏,建议生病之后要到正规医疗场所治疗,因此本丛书没有把治疗疾病列为重点篇幅,重点在未病先防和病后调养上。书中重点介绍经络、腧穴、穴位按压、推拿手法、养生功法,也有大量的食疗知识,还有简单的草药使用,可供普通民众自我预防、调养和护理,非常实用。

本丛书将学术、临证经验和科普写作方式准确地揉合在一起,相信在防病和病后调养中给普通民众提供更多的便利,使全民的健康水平得到提升。

王生洪

Foreword
序　2

　　近年来,随着民众物质生活水平的大幅提高,养生保健意识亦随之日趋增强。当人们衣食无忧之后,对自身的健康、自身的生命会格外珍视,古今中外,无不如此。可见,对养生保健的重视程度,是一个群体、一个地区,乃至于一个民族富裕程度和文明程度的晴雨表。然而,伴随"养生热"的兴起,充斥市场的养生药物、养生食材、养生书籍、养生讲座、养生会所等也乱象丛生,良莠不齐,令人无所适从,这一现象已引起政府和民众的高度关注。有鉴于此,广大民众热切期盼中医药学各专业领域的著名老专家、老教授发出他们的声音。上海中医药大学老教授协会及上海市老教授协会协同复旦大学出版社,策划、编撰、出版本系列丛书,正是为了顺应这种社会需求和时代潮流。

　　早在中医药学的经典著作《黄帝内经》就告诫从医者:追求健康长寿,是人之常情。医生应该向患者指出疾病的危害性,使患者认真对待疾病;医生应该告诉患者疾病的可愈性,以增强其战胜疾病的信心;医生应该告诉患者如何治疗疾病和病后护养,重视患者在疾病防治过程中的主体作用;医生应该设法解除患者的消极情绪,以减轻患者的心理压力。医生的这种解释和劝慰,即便是不甚明了医理的人,也没有不听从的。时隔两千多年,《黄帝内经》的这段话语,依然是我们医生责无旁贷的天职所在。

本系列丛书的分册主编均为沪上中医药学界资深教授、名老中医。他们凭借丰厚的学术底蕴、丰富的临证经验、丰满的编撰热情,组织相关团队,历经年余,几易其稿,其撰著态度之认真、内容取舍之严谨、遣词用句之精致,绝不亚于学术专著的撰写。

本系列丛书计 11 分册,其内容遍及中医血液科、中医男科,以常见病证为篇名,首先简要介绍"疾病概况",包括临床表现、诊断依据、致病原因、常规治疗及预后转归等中西医知识。针灸养生包括中风、老年病、脊柱病、白领人士、准妈妈,推拿包括小儿推拿、功法、手法及膏方等,以中医基础理论和经络理论为指导,对针灸推拿常见的经络、腧穴、操作方法进行详细的介绍。其次着重介绍"养生指导",包括发病前预防和发病后养护两部分:前者针对常见病证的发病原因,如感受外邪、卫表不固、情志内伤、饮食失调、起居不慎、禀赋亏虚等,提出预防该病证的具体措施与方法;后者针对该病证的主要临床表现、发病过程及预后转归等,提出有针对性的护养措施,如药物养护、情志养护、起居养护、饮食养护、运动养护、按摩护养等内容。

本系列丛书的编写原则是通俗易懂,深入浅出;侧重养生,突出实用。力求权威性与大众化结合,做到以中为主,中西并述,图文并茂。

上海中医药大学老教授协会会长

施杞

沪上中医名家养生保健指南丛书

Preface

前　言

　　随着现代社会的发展，人们的生活水平不断上升，现代科学医疗水平也越来越先进，老年人关注的问题已经不仅仅是温饱问题，而更多的是对自身健康的重视。现代医学认为健康的含义不仅要有一个强壮的体魄，能抵御各种疾病侵袭，还应具备健全的精神状态、心理平衡和调节能力，以应付各种不良的心理刺激，提高在现代社会中的适应能力。目前社会人口老龄化现象越来越明显，老年人口不断增多，老年人对健康的需求也不断增加，很多老年人也希望通过学习和自身实践实现自己的养生保健，做到"上工治未病"。做好老年人的养生保健工作，不仅有利于老年人自身的健康长寿，提高生活质量，更有利于社会的稳定和发展。

　　传统中医药是我国古代人民在长期的疾病和治疗实践中发展和总结出的一套行之有效的珍贵的医学理论体系。长达几千年的历史证明，中医药在全民保健和治疗疾病方面有着良好的效果。传统中医药中有许多

沪上中医名家养生保健指南丛书

养生保健的理论和方法也十分适用于现代家庭养生保健。因此,用传统中医学的理论和方法改善老年人的身心健康、预防疾病、促进健康、提高生存质量,备受老年朋友及家人的关注。在这样的背景下,上海中医药大学老教授协会与复旦大学出版社联手倾力打造撰写了《沪上中医名家养生保健指南丛书》。本分册《常见老年病的针灸推拿预防和护养》也应运而生,由上海市名老中医赵粹英研究员主编,上海市针灸经络研究所临床一线主任医师及高年资医师集体编撰完成。旨在普及常见老年疾病的养生保健常识,提高大众对老年病的保健防治意识,从而提高全民的健康生活质量。全书分 4 章,第一章概括介绍了老年病的基本知识,包括老年病的概念、主要特征和基本的养生保健知识;第二章重点介绍了老年病常用的适用于家庭养生保健的针灸推拿方法,主要包括艾灸、拔罐、刮痧、耳穴、穴位贴敷、推拿按摩 6 节,每一节都详细介绍了具体的方法、适应证和注意事项;第三章主要介绍了中医学中经络穴位的知识,希望老年朋友掌握经络的具体走行方向、常用养生保健穴位的具体取穴方法,并结合书中的插图和自身实践进行学习;第四章具体介绍了常见的 22 种老年病的中医针灸推拿养生保健方法。每个病种都详细介绍了有关该病的中西医认识、临床表现、诊断、中医药的基本防治原则、中医预防和防护方法(包括艾灸、拔罐、刮痧、耳穴、穴位贴敷、推拿按摩、食疗方法),在每节的最后都有"老中医的话"和"温馨小贴士",以强调中医养生保健中的认识和注意事项。

　　本册以传统中医学博大精深的理论体系为指导、上海市名老中医的长期临床实践经验总结为基础,希望能帮助一些对中医自我保健有需求的老年朋友进行自我强身调养,以增强体质,防治疾病。本册内容丰富,讲究实用,力求做到易读、易懂、易操作,涵盖了老年病常见的大众喜闻乐见的自身养生保健知识和方法。一册在手,就犹如请了一位中医家庭养生保健顾问,可以随时参考、查阅,对有一定文化修养、热爱中医的老年人能起到良好的养生保健指导作用。本书的出版不仅有利于全民健康生活水平的提高,也有利于减轻社会医疗的压力,更有利于传统中医学知识在普通民众间的广泛传播和影响,因此具有重要意义。

　　限于水平与时间,本书中难免有不妥之处,望广大读者批评、指正,以利于今后进一步完善。

赵粹英

Contents

目　录

第一章
老年疾病知多少

随着社会经济和医学的蓬勃发展，人们的生活水平不断提高，健康保健意识也不断增强。人口老龄化的加速进展，使得老年人的健康越来越受到社会的高度关注。相较于古代，现代人的寿命不断延长，"人生七十古来稀"的看法已经成为历史，现在人生七十已不稀奇了。但由于饮食、生活习惯、环境等因素的变化，越来越多的老年疾病困扰着老年人，对老年疾病进行有效的防治不仅能带给老年人更有质量的生活，而且也大大减轻了个人和社会的经济负担。因此，有必要普及和掌握一些老年病的相关知识，知己知彼，让老年朋友更有针对性地进行自我养生保健和疾病防治，自己掌握健康的钥匙，提高生命质量，从而享受更美好、更健康的老年生活。

第一节　什么是老年病

　看看你是不是老年人

什么是"老年人"？这个词我们平时一直在说，但真要给"老年人"下个定义并不那么容易，我们通常是从生理年龄角度去定义的。中国古代的经典著作《黄帝内经》认为"人年二十以上为壮，年五十以上为老"，这一定义显然已不符合现代社会的实际情况了；而在西方发达国家，长期习惯将 65 岁作为老年期的开始。1982 年联合国老龄问题世界大会提出以 60 岁作为老年期的开始年龄,因为大多数 60 岁以上的人表现出比较明显的衰老特征,且 55～60 岁年龄段的人患病率最高,慢性疾病也在增加,所以规定老年期始于 60 岁是适宜的。这也比较符合我国的实际情况,我国也是这样界定的。

1. 现阶段我国老年人的年龄分期标准

(1) 老年前期(中老年人):45～59 岁。

(2) 老年期(老年人):60～89 岁。

(3) 长寿期(长寿老人):90 岁以上。

2. 世界卫生组织(WTO)提出的老年人划分标准

(1) 青年人:44 岁以下。

(2) 中年人:45～59 岁。

(3) 年轻老年人:60～74 岁。

(4) 老年人:75～89 岁。

(5) 长寿老人:90 岁以上。

除生理年龄之外,我们还常常提到心理年龄这个词。现代有句很流行的话"人老心不老",就是指心理年龄低于生理年龄。心理年龄是根据个体的心理活动程度来确定一个人的年龄的。同样,心理年龄在 60 岁以上的人常常被认为是老年人。心理年龄和生理年龄往往是不同步的,有些人生活艰苦,历经磨炼,心理年龄往往要比生理年龄成熟很多;相反也常常有人明明已经七八十岁了,还常常旅游、唱歌、跳舞,积极参加社会活动,生活精彩充实,往往心理年龄比生理年龄年轻许多。值得指出的是,心理情志是影响老年健康的重要因素之一。情志不畅,郁郁寡欢,肝气不舒,极易影响脾胃功能、睡眠质量,久而久之导致五脏虚损、痰瘀壅阻,引起一系列疾病。

二、 人活百岁不是梦

人的正常寿命到底应该有多长? 中医学将人自然活到的年

龄称为"天年",认为人的正常自然寿命应该是 100~120 岁。如《黄帝内经》中说:"尽终其天年,度百岁乃去",《尚书》说:"一曰寿,百二十岁也",即活到 120 岁才是应该活的岁数。为什么中国古代的先哲会认为人的正常寿命应该是 100~120 岁呢,百岁老人在现代也是很稀少的,更别说在医疗条件和生活条件都相对落后的古代了。但值得注意的是,也正是由于技术水平、生活条件的提高,现代人类生活的环境已远远不如古代那样纯净,生活虽然精彩丰富,但常常熬夜、晚睡晚起,饮食习惯也常以肉食居多,甚至添加了许多化学制品,这些新的问题也带给现代人们更多的疾病,从而减短寿命。

现代科学对"天年"主要有以下 3 种观点。

1. 第 1 种观点 动物凡生长期长的,寿命也长,哺乳动物的寿命应当是其生长期的 5~7 倍。例如:牛的生长期是 4 年,因此其寿命是 20~30 年。按这个规律计算,人的生长期是 20~25 年,因此人的自然寿命应为 100~170 岁。

2. 第 2 种观点 寿命的长短与细胞分裂次数和周期长短有关。把动物细胞分裂的次数和周期相乘的结果即为其自然寿命。小鼠细胞分裂次数是 12 次,周期为 3 个月,因此其寿命为 3 年。人的细胞分裂次数是 50 次,分裂周期是 2.4 年,据此自然寿命应为 120 岁。

3. 第 3 种观点 寿命与性成熟期是同步的,应根据哺乳动物的性成熟期来推算寿命。最高寿命相当于性成熟期的 8~10 倍,人类的性成熟期是 13~15 岁,照此计算人的自然寿命应为 110~150 岁。

以上观点虽然不尽相同,但无论是哪种观点结果都表明人的自然寿命应该在百岁以上。目前人类的平均寿命只达到 70 岁左右,距离人类真正的"寿终正寝"还差之甚远。人自出生后,除了先天的遗传因外,社会因素、生物因素及睡眠、饮食等生活方式和习惯等都有可能影响和决定人的寿命。因此,通过掌握一定的常见老年病知识,实践一定的养生保健方法,顺应天地自然之变化来预防保健,人类一定能延长自己的寿命,提高自己的生命质量,人活百岁也不只是梦想。

三、到底什么是老年病

老年病,即老年疾病,顾名思义,就是指人在老年期所罹患或多发的与衰老有关的并有自身特点的疾病。老年病通常可分为3类。

1. **老年期特有的疾病** 老年人在器官逐渐老化过程和基础上发生的,由于机体形态和功能逐渐衰退而发生的与退行性改变有关的疾病,为老年人特有,如老年性白内障、老年性痴呆、老年性骨质疏松症、前列腺增生等疾病。

2. **多见于老年期的疾病** 这类疾病并不局限于老年人,其他年龄阶段的人如中青年也会发生,只是随着年龄的增加,老年人发病率明显增高的一类慢性疾病,原因是由于老年期机体各组织的衰退和修复能力减弱所致,如动脉硬化、糖尿病、脑卒中、慢性阻塞性肺病、高脂血症、冠心病、高血压病等疾病。

3. **老年人与中青年人都可发生的疾病** 相同的是没有明显的年龄差异,如感冒、肺炎等疾病;不同的是中青年人发生这类疾病一般恢复较快,容易痊愈,而老年人体质衰弱,机体功能减退,患这些疾病后身体恢复得很缓慢,甚至可诱发其他疾病而死亡,如老年性肺炎等疾病。

四、看看自己有没有衰老的表现

衰老是自然界中的一个普遍现象,也是人类进程中的必然过程,是不可避免的,而老年病往往伴发其中。英国牛津大学2000版《老年医学》对衰老的定义是:生物体进入成熟期后,随着年龄的递增,机体器官逐渐丧失了适应能力,即对内、外环境变化所致的挑战逐步失去反应性的适应能力。研究表明,老年病的发病率与衰老程度呈正相关,老年人通常或多或少、或轻或重、或急或慢地患有不同程度的疾病。

衰老是老年病发生的基础,《黄帝内经》对人体衰老过程及老年疾病的机制有比较深刻的认识:认为人在中年之后开始衰老,机体功能减退,相继出现"阳明脉衰""肾气衰败""五脏皆衰"等变化,五脏气衰,正不克邪,导致老年病的产生。书中记录了不少老年病,尤其是真心痛的记载,"手足青至节,心痛甚,旦发夕死,夕发旦死"很类似于现代所说的冠心病。中医学认为气血虚衰是衰老的基础,情志所伤、饮食不节、劳逸太过等外因均可导致人体的衰老,外因是条件,要通过内因起作用。而肾气虚衰为主的五脏虚衰则是引起衰老的内在因素,"肾气盛则寿延,肾气衰则寿夭",内因往往是基础,是导致衰老的决定性因素。此外,痰和瘀是衰老的必然产物,也是导致老年病的重要因素。老年人的气血日渐亏衰,机体功能日益减退,气机不畅,生化无源,从而影响正常人体的水液代谢和血液循环,痰和瘀也相继产生,继而更加影响机体气血的生化和输布,这样循环往复,恶性循环,久而久之,导致老年疾病的产生。痰、瘀是机体代谢障碍产生的病理产物,不仅导致机体发生新的病理变化,加速机体衰老,而且积聚到一定量和程度时会促使机体产生各种病变,导致疾病的产生,例如高血压、老年性痴呆、脑卒中(中风)等。由上可见,机体衰老时的特点是虚(气血亏虚)实(瘀血、痰浊)夹杂,而气血亏虚是导致痰、瘀产生的前提。痰、瘀产生后又会加重机体气血的亏虚,在机体中形成恶性循环,最终导致多种老年病的发生。因此,延缓衰老、阻断衰老时体内的恶性循环,是防止或降低老年病发生的有效途径。

现代医学关于衰老的发生机制说法众多,例如遗传程序学说、自由基学说、细胞凋亡学说、线粒体学说、端粒学说等。人们一直在不断努力探寻,试图找到一个完整的理论来对衰老作出令人满意的解释,然而至今尚未取得共识。衰老的具体表现

沪上中医名家养生保健指南丛书

如下。

1. 外貌的改变 人的衰老首先能从外貌的改变发现,毛发变白,甚至脱发是显著特征;同时皮肤开始松弛无弹性也是人逐渐衰老的又一特征,还会出现老年色素斑。

2. 新陈代谢的退化 人体的三大代谢,蛋白质、脂肪、糖代谢在老年期都会退化,表现为体内蛋白质缺乏,比例失调;血糖浓度升高;血脂明显升高。

3. 系统功能的退化

(1) 心血管系统:随着年龄的增长,心脏功能明显下降,心肌收缩能力减弱,心肌顺应性下降,心脏泵出的血液量减少,致使肝、肾等内脏和微循环的血流灌注量减少,内脏器官的功能不全;血压随年龄增长而上升;血管弹性减低,动脉粥样硬化斑块形成,引起血管内腔狭窄,易导致心肌梗死等心血管疾病。

(2) 呼吸系统:老年人肺活量减少,残气量增多,换气效能减弱;呼吸管道黏膜萎缩,纤毛活动减少,对刺激反应迟钝,保护性排痰功能减退;大脑对延髓呼吸中枢的调节作用减弱,呼吸肌衰弱,易发生肺气肿和呼吸道炎症。

(3) 消化系统:胃肠道蠕动活动减弱,胃酸和消化酶分泌减少,故老年患者常见消化不良和便秘;肝脏重量减轻,体积缩小,肝细胞数量减少,储血功能、解毒功能、蛋白质合成和储备功能皆减退,肝功能异常较多见,血浆白蛋白略低,球蛋白相对略高。

(4) 泌尿系统:肾脏是维持人体内环境稳定的主要脏器。老年人肾脏的重量逐渐减轻,肾小球数目不断减少,导致肾生理功能低下;老年男性多伴有前列腺增生、肥大,引起夜尿增多。

(5) 神经系统:老年人的脑神经细胞数量、脑蛋白含量、脑血流量也减少,供血不足,以致记忆力下降、智力减退,甚至患上老年痴呆。老年人神经传导速度减慢,反应迟钝,人体的五官,包括视觉、听觉、嗅觉、味觉等都会减退,出现视物模糊、视力下降、耳聋耳鸣、食之寡淡无味等表现;甚至伴随神经系统的退化,痛觉也会不那么敏感,对疼痛的感觉也日益迟钝,对某些创伤如骨折可能无明显的疼痛感觉,甚至有些急腹症如阑尾炎就因为老年人痛觉的退化而被误诊。

(6) 精神情绪的改变:老年人会随着年龄的增长而越来越以自我为中心;老人的逻辑推理能力、短时记忆力比青年人差。此外,老年人大多数有一个共同的特点,就是遇到不顺心的事,往往会闹情绪,唠叨不休。罹患老年病,疾病本身也会使老年人处于紧张、焦虑状态,老年人患病引起的心理挫折往往比躯体障碍更加严重。

第二节　老年病有哪些特征

老年人患病不仅比年轻人多,而且有其自身的特点。老年人是青壮年人的延续,有些老年病是在青壮年时期得的,而到了老年期由于机体功能整体衰退而表现得更为明显,因此有些老年病虽然不是老年人所特有的疾病,但确实又和青壮年时期所患的疾病有不同的特点。主要特征表现如下。

一、一人多病,多种疾病同时存在,且随年龄增长而增加

老年人机体功能衰退,脏器功能降低,免疫力低下,代谢平衡被破坏,有多种疾病同时存在的情况较普遍,老年人只患有一种疾病者相当少见。多病丛生、病情复杂已成为当代老年病的突出特征。造成这种现象的原因有多方面,或宿疾未愈而复添新病,或新病而引动宿疾。其次,一种老年病常可导致几种并发症,老年人身体体质下降,更易遭受各种疾病的侵袭,这是老年病易于发展变化、多脏腑系统受损的临床特征之一。

二、病程隐匿,表现不典型

由于老年人五脏六腑功能下降,敏感性降低,对多种致病因

素的反应不像青壮年明显而强烈；且老年病多属于慢性病，其起病隐匿，发展缓慢，在相当长时间内无症状，表现不典型（如动脉粥样硬化、糖尿病及骨质疏松症等）。常常出现该有的没有、不该有的有，该高的不高、不该高的却高的复杂的临床表现，这些都给早期诊断和及时正确的治疗带来了困难。因此，要仔细观察老年人的举止言行和生活习惯等多方面的变化，对可疑之处要提高警惕，做到及早发现问题、及早治疗。

三、发展迅速，猝死率高

老年人免疫器官老化，机体功能减退，器官处于衰竭的边缘。一旦发生应激反应，阴阳失衡，则病情迅速恶化，发展势如破竹，急危重笃，影响生命，常让人措手不及。有些老年患者从外表上看，病情并不重或呈慢性衰竭状态，但可在数小时内病情恶化达到极点，经抢救无效而死亡。因此，老年人必须对自己的身体健康加强监测，并密切观察病情变化，做到早期发现、及时治疗，以减少意外情况的发生。

四、虚实夹杂，并发症多

老年人进入老年期后常伴随衰老出现脏腑气血亏虚，与痰瘀郁热等互相作用，出现虚实夹杂之证候。虚实夹杂是当代老年病重要的病机特征。老年人因正气虚弱，抗病能力差，某个脏腑的病变很容易发展成为全身性的多个脏腑的病变，使病情缠绵难愈。久病伤正，慢性病老年患者更易患其他外感病，而使病情复杂、迁延，预后更差。老年患者尤其高龄老人患病后常可发生多种并发症，这是老年病的最大特点。老年人患病后易发生意识障碍和精神症状，并发水、电解质紊乱，以及感染、血栓和栓塞等，甚至多脏器衰竭。

五、心理精神因素影响大

目前,社会-心理-生物学模式与衰老的关系已被越来越多的学者认可。大量研究表明,老年疾病70%～80%与心理精神因素有关。流行病学调查发现,消极的情绪与情感、离退休综合征、老年性人格异常和睡眠障碍是当代老年人常见的心理障碍。老年人进入老年期后,生活节律发生改变,人际关系、社会变革也都有所改变,这就需要老年人有一个再适应的过程。很多老年人在这个适应过程中找不到平衡点,导致焦虑、抑郁、急躁、多疑、过于忧思、孤独感加重,这一点在当代老年人身上表现得尤为突出。情志障碍既可以是老年疾病的病因,也常作为老年病的伴随症状而影响治疗效果。

六、药物不良反应增加

老年病患者常常多病共存,有时甚至伴随多脏器或多系统的衰竭,因此多重用药和联合用药是非常普遍的;但老年人的药物代谢功能减退,药物代谢缓慢,半衰期延长,药物相互作用增加,致使药物剂量难以掌握,且药物的不良反应和毒性作用的风险也大大增加。随着老年人用药增多,老年人药物的不良反应也明显增加。因此,老年人在用药时应倍加注意,一般坚持5种药物原则,即老年人同时用药不能超过5种。

第三节 老年病的预防和护养

一、养生保健有原则

1. 重治未病,防患未然 《黄帝内经》中说:"上工治未病"。早在几千年前中国古代人民就明白"未病先防,既病防变"的重要性。"正气存内,邪不可干",老年人要重视调理体质,使自身正气充实,则精神内守,病安从来。这种防重于治,早期诊断,及时治疗,防止复发的"未病先防""既病防变""病瘥防复"的"治未病"思想对现代老年人的日常保健养生、老年病的防治有着重要的现实意义。

2. 循序渐进,持之以恒 老年人的气血阴阳都不如青壮年时期充实,正气的恢复、组织的修复、功能的重建都不是一蹴而就的,而需要一个循序渐进的过程。因此,无论是平时的养生保健还是病后的调养都需要一个较长的时间过程,要循序渐进的调养,调养的量和度都要掌握好,不可一味拔苗助长,最好先从较低的量开始,逐渐发展加量,并且在调养加量的过程中还要观察体质和调养引起的变化,以修订调养的措施。循序渐进的调养方式量小,几乎没有不良反应,如春雨润物无声,缓慢渗透。这样达到的效果更易巩固住,更有益于身体健康。

常言道"不积跬步,无以至千里;不积小流,难以成江海",无论是平时的养生保健还是病后的调养都是非常考验耐心和恒心的,万事贵在一个"恒"字,只有坚持不懈地长时间调养,才能积薄成厚,使身体在一定程度上得到修复,否则"三天打鱼,两天晒网"是不能达到调养身体、养生保健的效果的。有些老年人急于求成,妄图一劳永逸,总是想马上就能看到效果,不希望用一直坚持的方法来慢慢达到调养的作用。但是,身体是多么微妙啊,不慢慢地、踏踏实实地耕耘怎么会收获效果呢?养生保健和疾病防治都没有所谓捷径可言。当然,在选择调养的方式时,也要注意选择简便易行、适合自己的方法,这样才有利于长期实施。

3. 适应自然,顺天避邪 自然界的四季循环,昼夜更替,阴晴圆缺,都直接影响着人体阴阳的盛衰、气血的运行。《黄帝内经·素问》中说"顺四时而适寒暑",是指人体应根据自然变化的规律,主动适应自然的变化,人体只有顺应自然的这种变化,才能维持正常的生命运动。春、夏、仲夏、秋、冬分别对应生、长、化、收、藏,春夏要养阳,秋冬要养阴,这都是传承几千年的养生四时顺应原则。老年人自身的调节适应能力差,更应注意四时气候的变化。此外,还应注意四时气候的反常,如冬季应寒反暖,春季应暖反热,超越了自然规律和人类所能适应的范围。这时老年人因抵抗力下降,往往不能适应外界的变化,更易引起疾病。

4. 劳逸适度,动静结合 如同自然界太阳朝生夕落,老年人的起居作息也应顺应自然,按时有规律,做到"日出而作,日落而息"。《黄帝内经·素问》就有:"起居有常,不妄作劳……起居无节,故半百而衰也",也就是说起居一定要适当安排而具有规律性。一般来说,老年人宜早睡早起,不要黑白颠倒,切忌夜里晚睡或不睡,白天大睡。

人到老年,气血亏虚,体力减退,原本静多动少,久而久之容易造成气血壅滞,运行不畅,阳气匮乏。因此,老年人更要坚持适宜的运动,劳动和体育锻炼都是运动。《老老恒言》指出:"老年惟久坐久卧不能免,须以导引诸法,随其坐卧行之,使血脉流通,庶无此患"。适当的劳动能调节精神,消除疲劳,使经脉通畅,气血运行,增强机体抵抗力。但应注意不要过劳,活动量过大、活动幅度过大或不良的运动方式易耗伤元气,气血两耗,反而致气血虚损,还容易伤筋动骨,加速衰老。太极拳、八段锦、各种气功、行走、慢跑等均是很好的锻炼方式。此外,梳头、擦面、叩齿、舔腭、咽唾液、提肛等运动,也是促进健康长寿的方法。

老年人的机体功能下降,适应能力也不如青壮年,因此一定要戒除吸烟、喝酒、赌博等对健康有损害影响的生活嗜好。同时,还要在色、情、名、利4个方面节制欲望。"五十而远房帷",这是中医对大多数老年人总结出的长寿秘诀,对于体虚或高龄的老人就更具有意义了。老年人要注意养血填精、补益肾气,尽量避免引起欲火妄动,那些违背正常生理规律的行为无异于竭泽而渔,有百害而无一利。

5. 饮食有节,注意调养 进入老年期后,老年人脾胃的消化功能明显下降,出现明显的胃纳减少,食之无味,食后难化,因此临床上常可见老年人的消化不良和便秘。无论有无明显的病理表现,饮食的调养都十分重要。中医学认为脾胃为后天之本,是气血生化之源,在后天只有通过饮食的调养才能充养肾之先天之本,并维持良好的健康状态。中医养生强调饮食有节。①饮食要有节制适度,包括质和量两个方面的适度,少食多餐,而不要暴饮暴食,否则会引起伤食伤饮,脾胃功能更加衰弱。②饮食要有节律,即一日三餐要定时。老年人必须平衡膳食,老年人的饮食要内容丰富,种类齐全,营养均衡,这并不是指要大鱼大肉、多吃高脂高蛋白的食物。恰恰相反,由于社会的进步,在各个时节都可以吃到各种食物,而现代有很多疾病都是由于营养过剩、垃圾食品吃得太多引起的。老年人还是倡导要吃时令的蔬菜食物,重视食品搭配合理,五谷杂粮、蔬菜水果、肉禽蛋奶都需要。最重要的是均衡和适度,不要偏听偏信。有些老年人病急乱投医,被人误导,盲目选择所谓营养品来保健身体,殊不知这些所谓营养品都是人工合成或提取的维生素和微量元素,并不能真正完全替代平时正常必须的饮食。食物营养的摄入是大自然赋予的天然成分,这与人工合成的成分是不可同日而语的,天然食物到底含有多少成分,进入人体后整个代谢过程是怎么在人体内产生作用的,这些以现代社会的科技水平仍是难窥一斑。因此,人工合成的营养品又怎么能和天然食物比较呢,又如何能代替正常的饮食呢。鉴于此,老年人的饮食调养,要重视天然食物的均衡搭配。

老年人的胃纳功能本来就较弱,消化系统也比较脆弱,所以老年人的食物烹煮方法也要注意。不要食用过硬、过油、过咸、过辣的食物,烹饪时以清淡为主,不要为了所谓打开胃口而添加大量调味品,或油煎火烤,这样虽然可能提高口感、增进食欲,但容易加重脾胃的负担,对身体健康的调养不利;尤其在老年人病后,身体的消化功能更加虚弱,调养更应以清淡饮食为主,不要加重胃肠的负担。

老年人必须戒烟,烟中含大量的尼古丁、一氧化碳、焦油等有毒物质。酒也要基本戒除,偶尔尚可,但不可饮烈性酒,不要贪杯。老年人饮茶有益,但不宜贪饮过浓的茶,茶中含有的咖啡具有兴奋作用,睡前不宜饮用,以免影响睡眠质量。

6. 夜寐安宁,做个好梦 人体的生命活动是与大自然的规律相适应的,受日月运动的影响,日出而动、日落而静是正常的生活节律。在白昼,我们认真工作,享受生活,积极运动;进入夜晚,我们就要顺应自然,好好休养生息,修复身体,让身体维持良好的生命状态。睡眠是阳入于阴的过程,失眠往往是由于各种原因造成的阴阳失衡,阳不入阴而导致的病理状态。人们在青壮年时期阴阳气血都比较充沛,阴阳互根互济,即便有阴阳失衡的状态出现,身体的适应性也比较强,常常休息一下就可以调整过来;而人到老年时期,阴阳气血都进入日渐衰退的状态,阴阳失衡,阳不入阴的情况也较青壮年普遍和严重。夜寐不安可能是引起老年疾病的病因,也常常是疾病的伴随症状。因此,在出现失眠的症状时,首先要搞清楚因果关系,失眠到底是疾病的病因还是疾病导致的结果,治疗时要考虑是直接服用一些安眠药物,还是要先治疗原发病,然后失眠也会跟着好转,这些都是需要关注的问题,这样治疗的目的性更强,也更有针对性。

二 心理健康价更高

常有人说:夕阳无限好,只是近黄昏。老年人越接近死亡,越会恐惧死亡,这是老年人的一大心理特征,也是人之常情。这种心态常常会让老年人一直处于紧张的状态中,不自觉地放大自己的病情,稍有不适,就怀疑是不是得了什么不治之症、疑难杂症,马上就会出现吃不香、睡不着的表现,更加加重怀疑,疑窦丛生,惶惶不可终日。对于这种恐惧心理,老年人不可讳疾忌医,要多了解疾病的相关知识,对疾病的发生、发展、预后转归都

沪上中医名家养生保健指南丛书

有正确的认识，不要老是疑神疑鬼，做到知己知彼。这样才能更加有的放矢，增强自我保健和调养的能力。生老病死是生命的正常规律，是每个人都要走的必经之路。老年人要抱着乐观豁达、泰然处之的态度，减少不必要的恐惧和紧张情绪。

随着年龄的增长，有些老年人会越来越以自我为中心，不整体分析对待问题，自认为自己经历的事情多、阅历广、经验足，听不进别人的话，也对他人的意见不易接受采纳，不配合、不信任。甚至还会觉得是他人处处和自己过不去，逆反情绪严重，感情用事，我行我素。这种老年人不容易认识到自己的心态出问题了，需要周围的人耐心倾听和理解，老年人也可以主动寻找周围的人或者心理医师，倾诉自己的困惑和烦恼，或者保持与他人的联系，主动寻找自己的兴趣爱好，把注意力转移到学习、锻炼等有意义的事情上，参加一些力所能及的社会工作，如社会调查、绘画、跳舞、学习等，也可参加各种老年学习班或老年大学，增加自我保健和调适意识。

老年人进入老年期后，由于朝夕相处的环境变化，容易形成孤独、抑郁、急躁、激动的情绪。老年人离开了原来的工作岗位后，生活情况骤变，尤其是领导干部，昔日"众星捧月"，而今"门可罗雀"，岂能心如止水，无动于衷？不需要每日按时上班下班，昨日还起早贪黑，今朝便空闲无事，生活规律被打破，这种生活习惯和心理习惯的双重改变是需要一定的再适应过程的。适应不好有的人就常出现所谓的"老年离退休综合征"，主要表现为精神无所寄托，坐立不安，心烦意乱，激动易怒或抑郁、失眠等。此外，家庭环境的变化也是老年人常遇到的问题，进入老年，儿女皆已长大成人，或自立门户，或留在身边。自立门户者，老少分居，即便有心，也很难时时理解和宽慰老人心里的苦闷，自然难以照顾到老人；留在身边的，也还有小夫妻自己的事，交流沟通的时间并不多。总之，不能尽解老人的寂寞，导致老人性格越发孤独寂寞，思想不外露，社交活动减少。子女成才还好，若不成才,不能自立,则更增加老人精神上的压力,更无力、无处、无机会去争取解决。对于这样的情况,老年人要正视自己的心理问题,多参加社区活动,例如老年大学、跳舞、小区活动,还可以多参加社会的志愿者活动。在舒畅心情的同时,还可以帮助别人,发挥余热。在和同龄人或相同处境的人交流的过程中,能够感同身受,老年人常常能找到很好的舒解途径,产生终于被理解的心情,同龄人的陪伴也更适合老年人的生活习惯和活动。因此,老年人在步入老年前就要注意避免产生孤独感,永葆心理青春。

中医学认为精神情志活动与人体的生理病理变化密切相关,人体的生理病理变化也会影响精神情绪,例如老年肝血渐衰,未免生性急躁。肝主疏泄,是五脏中对情志影响最大的脏腑,一切情志不畅的病证都与肝脏的疏泄失调密切相关,调养肝血、舒畅肝气,是保持情志活动正常的重要手段。调养肝脏的方法不仅是用药物治疗,更重要的是需要心理疏导,结合饮食、起居、运动、睡眠等各方面的调适,在心态上既要认老,又要不服老,保持积极进取的精神和开朗乐观的性格,才更有益于健康长寿。

第二章
常见针灸推拿养生保健方法

 第一节　实用的养生治病方法
　　　　　　——艾灸

一、什么是艾灸疗法

　　说到艾灸疗法,必当要先弄清什么是"灸法"。灸法古称"灸焫",东汉许慎所著《说文解字》中:"灸,灼也,从火音'久',灸乃治病之法",意思就是用火来治病,这便说明灸法是从火发明以后才开始有的一种治病方法。古人在漫长的实践中,不经意间发现某些生了病的人如果用火在某些位置烧灼之后,疾病会慢慢痊愈。"艾"因燃烧时火力温和,可直透肌肤,一直被人们认为是比较理想的施灸材料。《本草》中载:"艾叶能灸百病。"在防病治病的过程中,灸法使用的材料其实并不是只有"艾"这一种原料,还有桃枝、桑枝、灯芯草、硫磺、黄蜡等材料。艾叶/绒是经过数千年的临床实践,从众多可燃烧的植物里筛选出来的最佳灸材,具有温热特性显著、来源广泛、操作性强等优点,因此流传至今并在临床广泛运用。而何谓"艾灸"?《说文解字》亦载:"以艾燃火,按而灼也",又说:"刺以石针曰砭,灼以艾火曰灸"。这都表明艾灸是以艾叶、艾绒为媒介,点燃后在体表穴位或病变部位烧灼、温熨,借其温热及药物的刺激作用,通过经络的循行,起到温经通络、行气活血、温中益气、祛寒除湿、消肿散结、回阳救逆的作用,最终达到预防保健和治疗疾病的一种外治方法。

艾灸疗法是我国传统外治法的重要组成部分,在我国有着悠久的历史,是中国古代劳动人民在长期自我保健和治疗过程中积累下来的宝贵财富,是中国独特的养生方法之一,不仅可用于强身健体,还可用于久病体虚之人的康复保养。《医学入门》说:"药之不及,针之不到,必须灸之",说明灸法可以起到针刺和药物所不能达到的作用。关于养生保健早在《扁鹊心书》中就有明确的记载:"人于无病时,常灸关元、气海、命门……虽未得长生,亦可得百余岁矣。"不同于针刺疗法,艾灸疗法学习相对简单,是老年人可以在医师的指导下在家中自行操作的一种相对简单的治疗方法。所需要的工具也可以通过医药商店、网络等方便购得,且价格低廉。因此,对于广大的老年人来说,比起药物治疗和针刺,艾灸疗法是一种非常适合养生保健的治疗方法。其来源于民间,在中国有着深厚的群众基础,广为人知,且具有简单易学、工具简单、治疗范围广泛、疗效显著快捷、安全可靠等众多优势,深受广大群众的欢迎。

二、艾灸疗法的治疗机制

艾灸属于中医外治法的一个重要组成部分。内治可疗内外诸疾,外治同样可以疗内外诸疾,只是治疗的途径不同而已。艾灸疗法与针灸疗法一样,都是以经络学说为依据,通过刺激穴位,激发经络系统发挥运行气血、调理脏腑、平衡阴阳的作用,进而达到防治疾病的目的。

1. 疏风解表,温散寒邪　《素问·调经论》:"血气者,喜温而恶寒,寒则泣而不流,温则消而去之",气血有"遇温则行,遇寒而凝"的特点,中医认为人体正常的生命活动有赖于气血的温煦滋养作用,气血运行不畅,凝滞不行,就容易生病衰老。艾灸火

沪上中医名家养生保健指南丛书

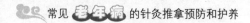

力温和,渗透力强,能够推动气血运行,疏风解表,温散寒邪。适用于治疗风寒表证,或寒邪所致诸病。

2. 温经通络,行气活血　寒邪留于表而入里,引起经络不通;血因寒而凝滞,血瘀脉中,引起气血运行不畅,都可用艾灸疗法治疗。艾灸通过温热刺激,温经通络,散寒除痹,加强机体气血运行,疏通人体经络。特别适用于风寒湿邪所致的痹症,如膝骨性关节炎、风湿性关节炎等。

3. 升阳举陷,回阳固脱　中医认为阳气对人体至关重要。阳气衰则阴气盛,阴气盛则为寒、为厥,艾灸具有纯阳之性,能使人阳气足,激发机体免疫功能,促进新陈代谢。《伤寒论》:"下利,手足厥冷,无脉者,灸之""少阴病吐利,手足厥冷,脉不至者,灸少阴 7 壮"。可见艾灸有回阳复脉之功,可用于治疗久泻久痢、遗精遗尿、阳痿早泄、虚脱休克、胃下垂、肾下垂、子宫下垂、脱肛、崩漏等。

4. 消瘀散结,拔毒泻热　气得温则行,气行则血行,气血运行不畅则易气血壅滞产生痈肿瘀结。艾灸的温热作用能促使气机调畅,活血通络,故瘀结自散。艾灸还能够以热引热,使热毒外出,具有拔毒泄热的作用。在《黄帝内经》中就有艾灸治疗痈肿的记载,临床中灸法可用于治疗乳腺炎、瘰疬、疖肿未化脓等。

5. 防病强身,保健延年　"治未病"是中医的一个重要思想,艾灸除了治疗作用,还有很好的预防作用。俗语云:"家有三年艾,郎中不用来"。无病进行艾灸,可以激发人体的正气,增强机体抗病能力,使机体阴阳平衡,气血调和,有强身健体、延缓衰老的作用。用于正常健康人能防病于未然,用于老人能延缓衰老、延年益寿。如孙思邈在《千金方》中载:"凡宦游吴蜀,体上常须三两处灸之,勿令疮暂瘥,则瘴病瘟疟毒气不能着人也。"宋代窦材在其所著《扁鹊心书》中也指出:"人于无病时常灸,虽未得长生,亦可得百年寿矣。"古人还有"每月必有十日灸足三里穴,寿至二百余岁"之说,可见艾灸用于防病保健有着悠久的历史。

三、艾灸疗法的治疗范围

艾灸虽然具有广泛的治疗范围，但不是万能的，也有一定的适应证和禁忌证。应用艾灸治疗的时候，要充分了解其适应证和禁忌证，否则若盲目使用，不仅达不到预想的治疗保健效果，还会适得其反。

1. 适应证 根据艾灸的特点，其适应证以虚证、寒证、阴证为主，适用于慢性久病、阳气不足的病证。也可用于热证，但凡属阴虚阳亢、邪实内闭、热毒炽盛等应慎用灸法。

2. 禁忌证 一般实热或阴虚发热、邪热内闭、热毒炽盛等病证，如高热昏迷、抽风、高血压危象、肺结核晚期、大量咯血、呕吐、发热者均不宜使用艾灸疗法。严重器质性心脏病伴心功能不全、急性大叶性肺炎、急性阑尾炎、急性腹膜炎、无自制能力如精神分裂症等均不宜施灸。极度疲劳、过饥、过饱、醉酒、大渴、大汗淋漓者都忌艾灸疗法。妊娠期妇女的腹部及腰骶部不宜施灸。颜面部、颈部、大血管走行的体表区域和黏膜附近均不宜直接灸。艾叶过敏者，如闻到艾灸气味出现呕吐、心慌、头晕、气喘、连续打喷嚏、咳嗽等症状或出现皮肤过敏者禁灸。

3. 禁灸部位 艾灸疗法虽然操作简单，但到底是使用火灸，稍有不慎就容易引起局部皮肤的烫伤、烧伤，而且施灸部位不恰当也可能导致耗伤精气，因此有些部位是不宜灸或禁灸的。

凡裸露在外面的人体部位，如颜面部、脖子、双手、耳朵等部位的穴位都不易采用直接灸的方法，以防产生瘢痕，影响容貌美观。

皮薄、肌少、筋骨结聚处，以及人体的乳头、阴部、睾丸等不要施灸。

关节活动部位不宜施用直接灸，避免化脓、溃烂，不易愈合影响关节活动。大血管走行处如委中穴、心脏部位的穴位不要施灸。

4. 注意事项 注意艾灸的时间，在饭前空腹或饭后饱腹的

沪上中医名家养生保健指南丛书

情况下不要立即进行艾灸,一般避免饭前、饭后半小时艾灸。在艾灸的过程中要注意保暖和防暑。要注意防止晕灸,在进行艾灸的过程中一旦出现脸色发白发黄、头晕、眼花、心慌、气喘、恶心、四肢发冷、出汗等身体不适的情况应立即停止艾灸,让被灸者躺下,头部不要睡枕头,脚部垫高,吃点糖水或巧克力等富含糖分的食物,保持安静,或适度给予热敷或温和灸足三里 5 分钟左右即可消除症状,恢复正常。

四、艾灸疗法的简易操作

《医学入门》说:"药之不及,针之不到,必须灸之。"说明灸法可以起到针刺和药物所不能达到的作用。不同于针刺,艾灸疗法的操作学习简单,是广大群众不需要医师就可以在家操作的一种简单的治疗方法,方便老年患者自我预防疾病和保养身体。

1. 艾炷灸 取纯净陈艾置于平面上,用拇、食、中三指边捏边旋转,把艾团捏成一个上尖下平的锥形体(图 2 - 1),要求搓捻紧实,放置方便平稳。小艾炷如麦粒大,中艾炷如半截枣核或黄豆大,大艾炷如半截橄榄大。根据艾炷与体表穴位间是否有间隔物,艾炷灸可分为直接灸和间接灸两类。

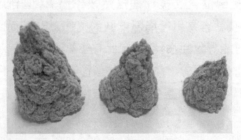

图 2 - 1 艾炷

(1) 直接灸:直接灸是将大小适宜的艾炷,直接放在穴位皮肤上施灸的一种方法。若采用麦粒大小的小艾炷施行直接灸,则称为麦粒灸。

直接灸根据是否化脓留有瘢痕,又分为化脓灸和非化脓灸。化脓灸,又称瘢痕灸,是根据病情将大小适宜的艾炷直接放在穴位上施灸,需将局部穴位皮肤烫伤化脓,产生无菌性化脓现象,愈后会有瘢痕的一种方法。这种方法一般灸后会留下瘢痕,影响美观,因此在家自行使用艾灸时不建议应用这种方法。非化脓灸,又称无瘢痕灸,是以达到温烫为主,施灸后不会导致烫伤,或起泡后也不会形成瘢痕的一种方法。将艾炷放置于穴位皮肤上,用线香从上端点燃,不等艾火烧到皮肤,当被灸者感到灼痛时,即用镊子将艾炷夹去或压灭,换炷再灸,一般连续灸3～7壮(燃烧1个艾炷称为1壮),以局部皮肤出现红晕而不起泡为度(图2-2)。在家中自行使用直接灸治疗时,建议使用麦粒灸,采用非化脓灸的方法,这样便于操作、安全,而又不影响美观。

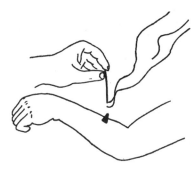

图2-2　直接灸

　　(2) 间接灸:间接灸又称隔物灸,指艾炷与穴位皮肤之间衬隔物品的灸法(图2-3)。通常以生姜、大蒜等一类辛温芳香的药物作衬隔物,既能加强温经通络的作用,又不会使艾火直接灼伤皮肤。间接灸的种类很多,其名称通常随所垫隔的物品而定,如隔姜灸、隔蒜灸、隔盐灸、隔药饼灸等。

　　1) 隔姜灸:将新鲜生姜切成直径2～3厘米、厚0.2～0.3厘米的薄片,中间用针或牙签穿刺几个孔,上面放置艾炷,然后放在

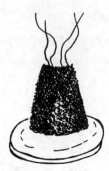

图 2-3　间接灸

需要施灸的部位,点燃艾炷。当艾炷燃尽后,换炷再灸,根据病情可连续灸5～7壮,以局部出现红晕而不起泡为度。在施灸过程中如被灸者感觉灼痛不可忍受时,可将姜片向上提起或在姜片下垫以棉花等。

2) 隔蒜灸:将新鲜蒜头切成0.2～0.3厘米的薄片,中间用针穿刺几个孔,上面放置艾炷,然后放在需要施灸的部位,点燃艾炷。当艾炷燃尽后,换炷再灸,可连续灸5～7壮,以局部出现红晕而不起泡为度。由于大蒜汁液对皮肤有刺激作用,灸后容易起泡,在施灸过程中如被灸者感觉灼痛不可耐受时,可将蒜片向上提起,或在蒜片下垫以棉花等。

3) 隔盐灸:又称神阙灸,本法只用于脐部。被灸者仰卧屈膝,用纯净干燥的食盐填平脐部,上面放置艾炷,点燃艾炷。当艾炷燃尽后,换炷再灸,可连续灸5～7壮。最好在食盐上放置姜片后,再将艾炷放在姜片上施灸,这样可以隔开食盐和艾炷的火源接触,防止食盐遇火起爆,导致烫伤。

4) 隔附子灸:用附子片或附子饼(将附子切细研末,以黄酒调和作饼,形成直径2厘米、厚0.5厘米的附子饼)作间隔,上置艾炷,放在穴位处,点燃艾炷。当艾炷燃尽后,换炷再灸。在施灸过程中如被灸者感觉灼痛不可忍受时,可在附子饼下垫以棉花等。由于附子辛温火热,有温肾补阳的作用,故隔附子灸常用于脾肾阳虚型的病症。

2. 艾条灸

(1) 温和灸:将艾条的一端点燃,对准穴位或患处,一般距离皮肤3厘米左右,以皮肤局部有温热感,出现红晕,又不至于产生灼痛和烧伤皮肤为度(图2-4)。每穴灸10～20分钟。注意要间断询问被灸者被灸部位的温度,尤其对于反应迟钝者或小儿要尤其关注,如表达不清,施灸者可将手指放在施灸部位附近感知温度。随时调节施灸时间和距离,防止烫伤。此法适用于寒证、虚证、虚寒证等多种病症,是最为常见的养生保健灸法。

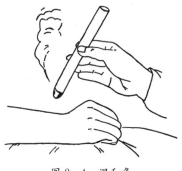

图 2-4　温和灸

(2) 回旋灸:施灸时,将艾条的一端点燃,对准穴位或患处,距离皮肤 3 厘米左右,虽然艾火和皮肤保持一定距离,但是以穴位为中心 3~5 厘米直径的范围内,沿顺时针方向如画圆圈一样熏灸,或左右平行方向回旋往复熏灸(图 2-5)。每穴灸 10~20 分钟。此法适用于寒证、风湿痛、神经性麻痹、皮炎等病的治疗。

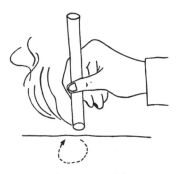

图 2-5　回旋灸

(3) 雀啄灸:施灸时,将艾条的一端点燃,对准穴位或患处,艾火与施灸部位并不固定在相对稳定的距离上,而是一上一下连续如同鸟雀啄食一样施灸(图 2-6)。每穴灸 5~10 分钟。此

沪上中医名家养生保健指南丛书

法适用于小儿疾病或昏迷急救病症。

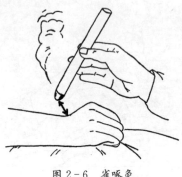

图 2-6　雀啄灸

（4）实按灸：施灸前先在施灸部位垫上数层布或纸，然后将艾条的一端点燃，趁热按到施灸部位，使热力透达深部。若艾火熄灭，再点燃按之。每穴可灸5～7次。此法适用于风寒湿痹和虚寒证。

3. 温灸器灸

（1）灸筒灸：灸筒灸的器具比较多，目前临床应用较多的是百笑灸系列产品，百笑灸是由北京中医药大学针灸推拿学院院长赵百孝教授根据多年临床经验开发的新型灸疗产品。它是根据中医传统艾灸理论和原理，采用温热、药物、芳香和磁疗法及经皮吸收、热辐射等技术研制的新型艾灸产品（图2-7）。适用于多种急性和慢性病症的治疗、亚健康状态的调理及日常养生保健。常用灸筒（如百笑灸）的操作方法如下。

首先拔开灸盖，将医用胶布套入灸筒，撕断医用胶布底纸，将灸筒粘贴于施灸部位，将灸炷放入灸盖内并点燃，将灸盖套入灸筒，左右旋转筒身，调节出气孔大小，使施灸温度适中。皮肤热感消失，灸筒壁凉，表明灸炷燃烧完毕，即可移去艾灸装置。施灸完毕，用镊子取出灸炷，放入盛水容器，确保灰烬熄灭。

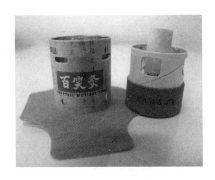

百笑灸微信服务号
扫一扫或者微信关注happyallhappy

图 2-7　百笑灸

（2）温灸盒灸：常用的艾灸盒（图 2-8），按其孔数可分为单孔艾灸盒、双孔艾灸盒、三孔艾灸盒、六孔艾灸盒等。具体使用方法如下。

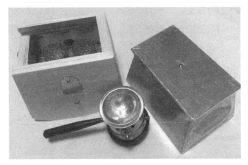

图 2-8　温灸盒

1）选择适宜大小的艾灸器，打开磁铁吸附式灸盒盖，将一整根艾条点燃后插入灸孔，用内置的卡子固定使其不易移动，然后将盖子合上。盒盖上圆孔内有金属卡子（不锈钢弹簧片），可调节固定各种直径不同的艾条，方便使用 14～18 毫米不同尺寸的艾条。

2）根据本人承受度的不同，自行调节艾条的高度，避免烫伤。患处感觉稍烫时，把艾条往上拔出一点。如果温度不够的

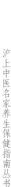
沪上中医名家养生保健指南丛书

时候,只需将艾条往下再插进去一点即可。

3) 将温灸盒放置在需要治疗的部位,用盒内附带的弹性松紧带固定,盒体外侧有挂钩,可以将灸盒固定在身体或四肢穴位上进行施灸,解放双手,更加方便安全。

4) 治疗完毕,打开温灸盒,将燃烧剩余的艾条完全熄灭,方可离开,一定要注意防火。燃过的艾灰也同样要处理干净。

此外,常用的温灸器还有一种被称作"随身灸"的灸盒,是以随时随地都能进行艾灸而命名。先将艾段(将艾条剪成20~25毫米长的小段)点燃,然后把其插到随身灸的支架上,固定好,连接盒盖,旋转调温盖来调节温度大小,烟气从气孔溢出,装入随身袋固定于患处或穴位处,温热舒适,方便透气。

五、艾灸后的护理和保养

1. 艾灸后的反应   由于个人体质的差异,在艾灸后每个人出现的反应也不尽相同。有的人在艾灸后没什么特殊的感觉,有的人在艾灸后却反应明显,但大多数的反应都是正常的,不需要过分担心和顾虑。

(1) 皮肤潮红:由于艾灸热力的作用,会使局部的毛细血管扩张,刺激血液循环流动,所以会出现皮肤潮红的表现,这是灸感的正常表现。

(2) 口渴:很多人在艾灸后会出现口渴的表现,这是正常的。艾灸后可以喝一些温开水或红糖水等温性饮料,但不要喝菊花茶、绿茶等寒凉性质的饮料,以免影响艾灸的效果,出现病情反复,达不到养生保健的作用。

(3) 失眠:少数人艾灸后会出现失眠的症状,同时常常会伴有疲乏无力的症状,这是正常的,只要注意艾灸的灸量不要过度即可,宜从小剂量开始,以免开始时难以适应,同时要注意休息。经过一段时间的艾灸,如果睡眠还是很少,但此时已不会有疲乏无力的表现,反而会因为艾灸而显得精力充沛,这也是正常的,不用因此感到困扰烦躁,也不要因此就服用安眠药。此时可适量艾灸足三里、中脘穴以改善脾胃功能,同时配合艾灸百会以达到安眠的作用。

(4) 上火:很多人在艾灸后出现口舌干燥,甚至口舌生疮的现象,这也是艾灸后产生的正常现象。这说明体内的阴阳平衡正在进行调整,阴不胜阳,这时只要多喝温开水就可以了。如果因此而停止艾灸反而会导致功亏一篑,达不到预想的效果。而对于阴虚的患者灸后出现口干等现象,艾灸时要注意适当减少艾灸的时间即可。

(5) 走窜现象:有时候在艾灸时会出现牵涉部位的不适,这种走窜现象也是正常的。例如在艾灸中脘穴时,有时会出现肝区或胃脘部的不适。这很可能是肝或者胃有疾病,艾灸刺激穴位正在主动帮你去调整相应脏腑的功能;又或者在艾灸关元穴时会出现下腹部的不适,这也很可能是妇科或者前列腺疾病的反应,这些现象都是正常的。

2. 灸泡、灸疮怎么处理

(1) 灸泡的处理:在进行艾灸的过程中,可能因为灸量过大、时间过长或者没有控制好局部艾灸的温度而导致水泡的产生。如果留下的是小水泡,不用刻意挑破,可任其自行吸收,5～7日就可恢复,但这期间要注意不要在洗澡或穿衣时擦破水泡。如果是大水泡,就要及时处理,以防感染。先用细针消毒后刺破水泡,也可用家里的缝衣针但一定要注意消毒完全后才能使用。刺破水泡后,用医用棉签或棉球吸干水泡中的渗出液,也可用注射器抽出渗出液,注意卫生。涂上龙胆紫药水(紫药水),然后再用消毒纱布包扎,注意定期消毒更换纱布直至愈合。同时也要注意保护灸泡周围的皮肤,在灸泡化脓期间要注意适当休息,增加营养,保持清洁,以防溃烂感染。

(2) 灸疮的处理:灸后起泡,化脓后才能形成灸疮。灸疮出现后要注意避免感染,可用消毒水或者生理盐水清洗,洗后涂贴玉红膏,促进结痂。要坚持清洗和涂药,直至愈合。若灸疮感染化脓,应给予抗菌消炎药膏或药物对症治疗。若灸疮不收口,多为气虚所致,可适量使用托里消毒散。

第二节 备受推崇的家庭疗法——拔罐

一、拔罐疗法概述

拔罐疗法,俗称"拔火罐"或"吸筒疗法"。这是一种以杯罐作为工具,借助热力、抽气等方法排去其中的空气产生负压,使其吸附于皮肤,造成局部发生充血或瘀血现象的一种疗法。因其操作简单、疗效显著而在民间备受推崇,成为家庭保健的重要方法。古代将其称之为"角法",是因为古人用兽角作为施治工具而得名。至隋唐时期人们发明了经过削制加工而成的竹罐,因其取材容易、价廉易得而使拔罐疗法得到了极大的普及和推广。直到清代由陶土制成的陶罐开始取代不能久存干燥易裂的竹罐,并且正式出现了沿用至今的"火罐"一词。近代随着科学技术生产力的提高,出现了金属罐、陶瓷罐、玻璃罐乃至抽气罐等新型的罐具。目前临床上最常见的是玻璃罐和抽气罐。

除了操作器具的不断发展之外,拔罐疗法的适应证也在不断扩大。古代将拔罐疗法列入外科疾病外治法之一,治疗病症十分局限,主要用于吸拔脓血、治疗痈肿疮毒等,而随着医疗实践的不断发展,拔罐法成为针灸医学中的一个重要方法,普遍应用于内、外、妇、儿、五官科病症,其治疗范围已经应用扩大至风寒痹痛、虚劳、咳喘等外感内伤的数百种病症。拔罐法之所以从古沿用至今,并且深受患者的欢迎,是因为其操作方法简单安全,经济实惠,更重要的是患者在治疗时基本无痛苦,而且疗效显著。

二、拔罐疗法的治疗机制

拔罐法是如何起到防治疾病作用的？根据传统的中医脏腑经络理论来看，拔罐法不仅可以吸拔出体表的风寒湿邪，还可以通过腧穴的特殊作用，起到清热排毒、行气活血、疏通经络等作用。有学者认为由于拔罐法作用面积大，除了对局部的多个穴位进行刺激发挥作用外，还包括对络脉、孙络以及皮部的刺激治疗作用。经络有"行气血、营阴阳、濡筋骨、利关节"的生理功能，但如果出现经脉阻滞，血行不畅，就会出现皮、肉、筋、脉及关节的失养而出现肌肉萎缩、不利，或者血脉不荣、六腑不运等。通过拔罐对皮肤、毛孔、经络、穴位的吸拔作用，可以引导营卫之气运行输布，鼓动经脉气血，濡养脏腑组织器官，还可以使虚衰的脏腑功能得以振奋，畅通经络，调整机体的阴阳平衡，使得气血得以调和，从而达到健身祛病的作用。

近年来通过各种现代科学手段及西医学的方法进行探索研究，认为其机制主要为机械刺激作用，拔罐通过排气造成罐内负压，令罐缘紧紧附着于皮肤表面，牵拉了神经、肌肉、血管及皮下的腺体，可引起一系列神经内分泌反应，调节血管舒缩功能和血管的通透性从而改善局部血液循环。此外，拔罐时罐内形成负压，使得局部毛细血管充血甚至破裂，红细胞破裂后发生溶血现象，随即产生一种类组织胺的物质，随体液周流全身，刺激各个器官，增强其功能活动，并且能够提高机体的免疫力。同时，负压的强大吸拔力可使汗毛孔充分张开，汗腺和皮脂腺的功能受到刺激而加强，皮肤表层衰老细胞脱落，从而使体内的毒素、废物得以加速排出。拔火罐时对局部的温热作用不仅使血管扩张、血流量增加，而且可增强血管壁的通透性和细胞的吞噬能力。此外，拔罐处，血管紧张度及黏膜渗透性改变，淋巴循环加速，吞噬作用加强，对感染性病灶，形成了一个抗生物性病因的良好环境。

拔罐疗法的简易操作

1. 玻璃罐 ①准备材料:各型号玻璃火罐,根据部位选择适宜大小,镊子或止血钳1把,95%乙醇1瓶(大口的瓶子),棉花球1瓶,火柴或打火机,干净毛巾1条。②拔罐前检查:仔细检查患者,确定是否合乎适应证,有无禁忌证。检查拔罐的部位和患者体位,是否合适。检查罐口是否光滑和有无残角破口。

(1)留罐法操作:先用干净毛巾蘸热水,将拔罐部位擦洗干净,然后用镊子或止血钳镊紧棉球稍蘸95%乙醇,火柴燃着,用闪火法,往玻璃火罐里一闪,迅速将罐子按不同方法扣在皮肤上。拔罐时,火力大小要掌握好。乙醇多,火力大则吸拔力大;酒精少,火力小则吸拔力小。还有罐子扣得快则吸力大;扣得慢则吸力小。根据病情、疼痛范围,可拔1~2个火罐,或4~6个甚至10个(图2-9)。根据患者情况适当留罐5~10分钟。留罐的部位一般根据病情选择适宜的穴位,也可在疾病部位留罐。对于疾病部位较广的患者,还可以采用排罐法留罐,一般有两种排序:密排法为罐与罐之间的距离不超过1寸,用于身体强壮且有疼痛症状者;疏排法为罐与罐之间的距离相隔1~2寸,用于身体衰弱、肢体麻木、酸软无力者,这种排法较前者刺激量轻。起罐:左手轻按罐子,向左倾斜,右手食、中2指按准倾斜对侧罐

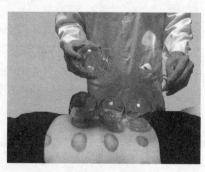

图2-9　留罐法

口的肌肉处,轻轻下按,使罐口漏出空隙,透入空气,吸力消失,罐子自然脱落。

拔罐间隔时间可根据病情来决定。一般而言,慢性病或病情缓和者,可隔日 1 次。病情急者可每日 1 次,例如高热、急性胃肠炎等病,但留罐时间不可过长。一般留罐法治疗以 12 次为1 个疗程,如病情需要,可再继续几个疗程。

(2) 走罐法操作:又称推罐,一般用于面积较大、肌肉厚的部位,如腰背部、大腿部等。可选用口径较大的玻璃火罐,罐口要平滑,先在罐口或欲拔罐部位涂一些凡士林油膏等润滑剂,再将罐拔住;然后,医者用右手握住罐子,向上、下、左、右需要拔罐的部位往返推动,至所拔部位的皮肤潮红、充血甚或瘀血时,将罐起下(图 2 - 10)。

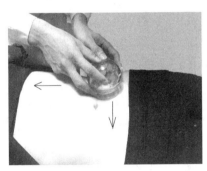

图 2 - 10　走罐法

(3) 闪罐法操作:采用闪火法将罐拔住后,又立即起下,再迅速拔住。如此反复多次地拔上起下,起下再拔,直至皮肤潮红为度。

(4) 刺血拔罐法操作:又称刺络拔罐。即在应拔部位的皮肤消毒后,用三棱针点刺出血或用皮肤针叩打后再行拔罐,使之出血,以加强刺血治疗的作用。一般针后拔罐留置 10 ～ 15分钟。

2. 抽气罐 抽气罐又称真空拔罐器,一般由真空罐、抽气枪、连接管等组成,操作简单、安全可靠(图2–11)。与玻璃罐用火排气不同,它是利用机械抽气原理使罐体内形成负压,吸附在选定的部位上。相较玻璃罐用火排气,抽气罐无烫伤之忧,更易学,更安全,不易破碎,更适于在社区家庭应用推广。

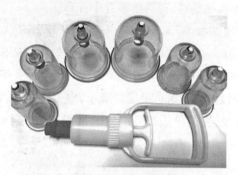

图2–11 抽气罐

四、拔罐疗法的注意事项

1. 选择适当体位,清理应拔部位 拔罐治疗时,体位选择以舒适持久且便于施术为原则。俯卧位适用于拔治背部、腰部、臀部、双下肢后侧、颈部等处;侧卧位适用于拔治肩、臂、下肢外侧等处;仰卧位适用于拔治胸、腹、双侧上肢、双下肢前侧及头面部和胁肋部等处;坐位适用于拔治颈、肩、背、双上肢和双下肢等处。若应拔部位皮下脂肪少,皮肤干燥,拔罐前宜用消毒的湿毛巾擦拭,以减少漏气和烫伤。如有治疗需要,须在有毛发的地方或毛发附近拔罐时,应先剃除毛发再涂凡士林施术,不愿或者不宜剃除毛发处用热肥皂水洗净后在应拔部位涂适量的凡士林或者采用面垫辅助拔罐。

2. 掌握拔罐禁忌,慎定留罐时间 ①要确定拔罐者的体质。如体质过于虚弱者就不宜拔罐,因为罐中有泻法,反而使虚者更虚,达不到治疗的效果。孕妇及年纪大且患有心脏病者拔罐应慎重。孕妇的腰骶部及腹部是禁止拔罐的部位,极易造成流产。在拔罐时,皮肤在负压下收紧,对全身是一种疼痛的刺激,一般人完全可以承受,但年老且患有心脏病者在这种刺激下可能会使心脏疾病发作,所以此类人群在拔罐时要慎重。②拔罐时不宜留罐时间过长(一般拔罐时间应掌握在 10 分钟以内),以免造成起泡,尤其是患有糖尿病者,应尽量避免起泡所带来的感染概率。若不慎起泡,一般直径在 1 毫米内散发的(每个罐内少于 3 个),可不用处理,自行吸收。但直径超过 1 毫米,每个罐内多于 3 个或伴有糖尿病及免疫功能低下者,应及时到医院处理。

3. 操作严谨规范,避免出现意外　不同部位,选用大小合适的罐。应用投火法拔罐时,火焰须旺,动作要快,使罐口向上倾斜,避免火源掉下烫伤皮肤。应用闪火法时,棉花棒蘸乙醇不要太多,以防乙醇滴下烧伤皮肤。用贴棉法时,须防止燃着的棉花脱下。用架火法时,扣罩要准确,不要把燃着的火架撞翻。在使用多罐时,火罐排列的距离一般不宜太近,否则因皮肤被火罐牵拉会产生疼痛,同时因罐子互相排挤,也不宜拔牢。在应用走罐时,不能在骨突出处推拉,以免损伤皮肤,或火罐漏气脱落。

第三节　民间常用的传统疗法——刮痧

一、刮痧疗法概述

刮痧疗法雏形可追溯到旧石器时代,人们患病时往往会本能地用手或石片抚摩、捶击体表某一部位,有时会使疾病得到缓解。通过长期的发展与积累,逐步形成了砭石治病的方法。砭石是刮痧法、针刺术的萌芽阶段,刮痧疗法可以说是中医学最早的一种治疗方法。传统的刮痧疗法以往主要用于"痧证"。该病是由于致病邪气(现代多指病毒、细菌毒素等的侵害)侵袭机体，导致体内气血瘀积、阻塞，大多数可见到黏膜、皮肤下呈现出血点或者充血点，状如沙粒，或分散或密集，因此中医就以"痧证"来命名，把这些毒素称之为"痧毒"。现在刮痧疗法临床应用范围较广，已广泛用于内、外、妇、儿等各科疾病的治疗，也可用于美容和日常保健等方面。

刮痧疗法是利用瓷器(碗盘勺杯的边缘)、金属(钱币及金属板)、生物类(动物角)等工具，以水、植物油等介质为润滑剂，刮拭脊背部、颈部、胸腹、肘膝等部位皮肤至出现像米粒样的红点为止，通过发汗使毛孔张开，痧毒随机排出体外，从而达到治疗疾病的目的。刮痧具有适应证广、疗效明显、操作方便、经济安全等优点，深受广大患者的欢迎。

刮痧疗法的治疗机制

刮痧是以中医经络理论为基础，利用器具刮拭经络穴位或某处皮肤，通过良性刺激，起到祛除邪气、驱散风寒、清热除湿、活血化瘀、通络止痛的作用。刮痧是消除疼痛和肌肉紧张、痉挛的有效方法，主要机制包括加强局部血液循环，使局部组织温度升高，调节肌肉的收缩和舒张，使组织间压力得到调节，以促进刮拭组织周围的血液循环，增加组织血流量，从而起到活血化瘀、祛瘀生新的作用。以刮痧板为工具配用多种手法，直接刺激穴位或某处皮肤，可以提高局部组织的痛阈。此外，刮痧对内脏功能还有明显的调整阴阳平衡的作用，如肠蠕动亢进者，在腹部和背部等处进行刮痧，可使蠕动亢进的肠道受到抑制而恢复正常；反之，肠蠕动功能减退者，则可促进其蠕动而恢复正常。这说明刮痧可以改善和调整脏腑功能，使脏腑阴阳得到平衡。从西医角度来看，一旦液体流动受阻，就极易产生慢性筋膜炎，造成局部肌肉组织僵硬，而通过刮痧可以扩张毛细血管，增加汗腺分泌，促进血液循环，从而避免阻塞。

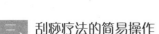

三、刮痧疗法的简易操作

1. 选择适宜工具　刮痧板应边缘光滑,边角钝圆,厚薄适中。施术前应仔细检查边缘有无裂纹及粗糙,以免伤及皮肤。

2. 选择适当的体位　便于施术者操作,既能充分暴露所刮部位,又能使患者感到舒适,有利于放松局部肌肉。可选择仰卧、俯卧、侧卧和坐位。采取坐位时,要选择有靠背的椅子。

3. 在暴露部位涂刮痧润滑剂　涂抹在被刮拭部位,用刮痧板涂匀即可。

4. 刮拭操作　先用刮痧板边缘将滴在皮肤上的刮痧润滑剂自下向上涂匀,再用刮痧板薄面的边缘,沿经络部位自上而下,或者从内向外重复多次向着同一方向刮拭。每次操作用力均匀一致,频率不快不慢,每条经络或穴区根据病情需要刮拭20～30 次。每一部位可刮 2～4 条或 4～8 条"血痕",每条长6～9 厘米。按部位不同,"血痕"可刮成直条或弧形。刮痧之后,应用手蘸淡盐水在所刮部位轻拍几下。不同部位的刮拭方法如下。

(1) 头部:头部有头发覆盖,刮痧时须在头发上面用刮板刮拭,不必涂抹刮痧润滑剂。为了增强刮拭的效果,可使用刮痧板的边缘或刮痧板角部进行刮拭,每个部位刮 30 次左右,刮至头皮有发热感为宜。①太阳穴:太阳穴用刮痧板角部从前向后或从上向下刮拭。②头部两侧:刮痧板竖放在头维穴至下鬓角处,沿耳上发际向后下方刮至后发际处。③头顶部:头顶部以百会穴为界,向前额发际处或从前额发际处向百会穴处,由左至右依次刮拭。④后头部:后头部从百会穴向下刮至后颈部发际处,从左至右依次刮拭。风池穴处可用刮痧板角部刮拭。头部也可采取以百会穴为中心,向四周呈放射状刮拭。

(2) 面部:面部由内向外按肌肉走向刮拭。面部出痧影响美观,因此手法须轻柔,忌用重力大面积刮拭。眼、口腔、耳、鼻病的治疗须经本人同意,才可刮出痧。刮拭的力度、方向、角度、次数均以刮拭方便和局部能耐受为准则。

(3) 背部:背部由上向下刮拭。一般先刮后背正中线的督脉,再刮两侧的膀胱经和夹脊穴。肩部应从颈部分别向两侧肩峰处刮拭。用全息刮痧法时,先对穴区内督脉及两侧膀胱经附近的敏感压痛点采用局部按揉法,再从上向下刮拭穴区内的经脉。

(4) 胸部:胸部正中线任脉天突穴到膻中穴,用刮板角部自上向下刮拭。胸部两侧以身体前正中线任脉为界,分别向左右(先左后右)用刮痧板整个边缘由内向外沿肋骨走向刮拭,注意隔过乳头部位。中府穴处宜用刮痧板角部从上向下刮拭。

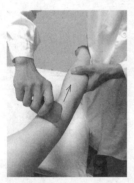

图 2 - 12　刮痧示意

(5) 腹部:腹部由上向下刮拭。可用刮板的整个边缘或 1/3 边缘,自左侧依次向右侧刮。有内脏下垂者,应由下向上刮拭。

(6) 四肢:四肢由近端向远端刮拭,下肢静脉曲张及下肢水肿患者,应从肢体末端向近端刮拭,关节骨骼凸起部位应顺势减轻力度(图 2 - 12)。

四、刮痧疗法的注意事项

使用刮痧法时需明确禁忌证,患者身体瘦弱,皮肤失去弹力,或背部脊骨凸起,最好不要刮痧,或不宜在背部刮痧。患者有心脏病,如心肌梗死、心绞痛时,或水肿病,或血友病,或出血倾向者,均不宜用刮痧法。少儿患者、老年体弱多病者,不可用本法。

1. 刮痧治疗时的注意事项　刮痧治疗时要避风,注意保暖。室温较低时应尽量减少暴露部位,夏季高温时不可在电扇处或有对流风处刮痧。因刮痧时皮肤汗孔开泄,如遇风寒之邪,邪气可通过开泄的毛孔直接入里,不但影响刮痧的疗效,还会因感受风寒引发新的疾病。

2. 刮痧治疗后的注意事项　由于刮痧治疗时,皮肤汗孔开泄,邪气外排,要消耗部分体内的津液,刮痧治疗后要注意饮用一杯温热水,可以补充消耗的津液,还可以促进机体新陈代谢,加速代谢产物的排出。刮痧后,为避免风寒之邪侵袭,须待皮肤毛孔闭合恢复原状后,方可洗浴,一般约 3 小时。但在洗浴过程中,水渍未干时,可以刮痧。因洗浴时毛孔微微开泄,此时刮痧用时少,效果显著,但应注意保暖。

3. 晕刮的防治　晕刮,即在刮痧治疗过程中出现的晕厥现象。对初次接受刮痧治疗者,应做好说明解释工作,消除顾虑。空腹、过度疲劳、熬夜后不宜用刮痧法治疗。还应根据患者体质选用适当的刮拭手法。对体质虚弱、出汗、吐泻过多、失血过多等虚证,宜用补刮手法。刮痧治疗部位宜少而精,掌握好刮痧时间,不超过 25 分钟。当夏季室温过高时,患者出汗过多,加之刮痧时汗孔开泄,体力消耗,易出现疲劳,因此更应严格控制刮拭时间。在刮痧治疗过程中,要善于察言观色,经常询问患者的感觉,及时发现晕刮的先兆。

4. 不可片面追求出痧　刮痧治疗时,不可过分追求"痧"的出现。因为出痧多少受多方面因素的影响。患者体质、病情、寒热虚实状态、平时服用药物多少及室内的温度都是影响出痧的因素。一般情况下,血瘀之证出痧多;虚证出痧少;实证、热证比虚证、寒证容易出痧;服药多者特别是服用激素类药物后,不易出痧;肥胖之人与肌肉丰满发达者不易出痧;阴经和阳经比较,阴经不易出痧;室温较低时不易出痧。出痧多少与治疗效果不完全成正比。如实证、热证出痧多少与疗效关系密切,而对不易出痧的病症和部位只要刮拭方法和部位正确,就有治疗效果。

沪上中医名家养生保健指南丛书

第四节 易学易用的全息疗法——耳穴

一、耳穴疗法概述

耳穴疗法属于针灸疗法的一种,指在耳郭穴位用针刺、压豆、放血、埋针等刺激手段,调整机体局部与全身,而达到保健、防治疾病目的的方法。耳穴疗法疗效肯定,应用范围较广,操作方便简单,安全,无不良反应,受术者痛苦小,常可补体针之不足,对疾病的诊断也有一定的参考意义,因此被广泛应用于临床治疗疾病,近年来主要用于治疗失眠、便秘、肥胖、痛经、小儿近视、变应性鼻炎、术后疼痛等多种疾病。

耳穴的刺激方法众多,从早期的砭石、竹针到近代的耳穴毫针针刺法、耳穴埋针法、耳穴贴压法、耳穴线香灸法、耳穴割治法、耳穴贴敷法、耳穴注射法、耳穴激光照射法、耳穴低频电刺激法等等。其中耳穴贴压法在自我防治疾病领域中应用最多。耳穴贴压法简称压丸(豆)法,是指用光滑且硬的药物种子或药丸,如王不留行子、磁珠(图2－13)、莱菔子、白芥子、塑料丸等贴压耳穴,以达到治疗目的的一种方法。耳穴贴压具有治病广、见效快、操作简单、易于推广、经济实惠等优点。

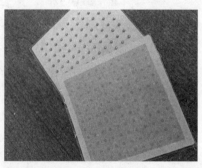

图2－13　磁珠

二、耳穴疗法的治疗机制

耳郭的结构很像一个倒置的胎儿(图 2-14),人体的五脏六腑、四肢百骸在耳郭上都有其相应的点,即"耳穴"。其分布规律是头面部对应全息穴区在耳垂或耳垂邻近;与上肢对应的全息穴区在耳舟;与躯干或下肢对应的全息穴区在对耳轮和对耳轮上、下脚;与内脏对应的穴位集中在耳甲艇与耳甲腔,耳甲艇对应腹腔,耳甲腔对应胸腔;耳轮脚对应膈肌,消化系统在耳轮脚周围环形排列,屏间切迹对应内分泌腺。

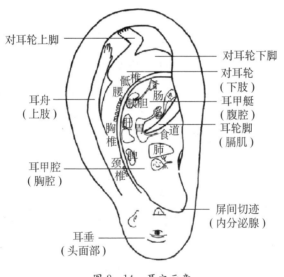

图 2-14 耳穴示意

当人体有病时,耳郭上相应的耳穴会产生某些改变,比如颜色改变、变形,或者电阻变低、导电性增强等一系列阳性反应。有研究证明患病脏腑相应耳穴的皮肤角化层会变薄甚至消失。从中医角度来讲,耳郭与经络有着密切的联系,十二条经脉直接或间接上达于耳,与耳相通。《黄帝内经》中记载"耳者宗脉之聚也",人体任何一处发生病变,都会通过经络反映到相关耳穴上,

沪上中医名家养生保健指南丛书

因此也可以以此为诊断依据。又通过对有关耳穴的刺激,使通往病灶的经络之气畅通,以推动、驱散病灶中所郁之气,从而使得阴阳调和,达到预防和治疗疾病的目的。此外,现代医学生物全息理论认为耳穴不仅可以反映人体各部位的健康信息,还可以将各种刺激信号传到相应的部位,通过一系列复杂的调节过程,从而达到治疗和预防疾病的作用。

三、耳穴疗法取穴原则

取穴原则就是指在用耳穴治病时选取耳穴的依据。当疾病确诊后,用哪些耳穴进行治疗? 根据什么原则选择穴位? 这是采用耳穴治疗疾病首先要解决的问题,取穴的正确与否直接关系到疾病的疗效。取穴原则一般根据下列5个方面考虑。

1. **按相应部位取穴** 即根据人体的患病部位,在耳郭的相应部位(耳穴)取穴的方法。如胃病取耳穴"胃",肩关节周围炎取"肩"穴,胆囊炎取"胰胆"穴等。这种取穴方法是应用耳穴治疗疾病时最基本、最重要的方法。许多疼痛性疾病、急性病,绝大多数可以在患病部位的相应耳穴找到敏感点,刺激这些敏感点,往往可以获得立刻缓解甚至消除病痛的效果。

2. **按藏象辨证取穴** 即根据中医学中藏象学说的理论,按照各脏腑的生理功能进行辨证取穴的方法。例如,藏象学说认为"心主神明",故"心"穴可以用于治疗失眠、神经官能症、癔病等;又如治疗脱发,藏象学说认为"肾其华在发",故可取"肾"穴来治疗脱发;又如治疗皮肤病,藏象学说认为"肺主皮毛",故取"肺"穴治疗各种皮肤病;再如"肝主目",故治疗一切目疾,均取"肝"穴。

3. **按经络学说取穴** 即根据经络学说取穴的方法,包括循经取穴、按经络病候取穴、表里经配穴等。

(1) 循经取穴:是指根据经络的循行部位取穴,如坐骨神经痛(后支),其部位属足太阳膀胱经的循行部位,即取耳穴的"膀胱"穴治疗;又如臂之外侧痛,其部位属于少阳三焦经的循行部位,取耳穴"三焦"穴治疗;再如偏头痛,其部位属足少阳胆经的循行部位,故取"胰胆"穴来治疗。

(2) **按经络病候取穴**:是指根据经络之"是动病"和"所生病"的病候来取穴。"是动病"是经脉病候的一类,出自《灵枢·经脉》篇。包括:①经脉循行径路的病症,如手阳明大肠经"是动则病:齿痛,颈肿",故治疗齿痛和颈肿,可取"大肠"穴。②经脉经气变动引致所连络脏腑的病症,如手太阴肺经"是动则病肺胀满,膨膨而喘咳",故治疗肺胀、喘咳,可取"肺"穴。其病主要由经脉传来,非本脏腑所生,故名"是动"。"所生病"是经脉病候的另一类,也出自《灵枢·经脉》篇。包括:①经脉所络属脏腑本身的病症。如手太阴肺,"是主肺所生病者,咳,上气喘渴,烦心胸满",故出现上述病症,可取"肺"穴。②脏腑病延及所属经脉,反映在经脉循行路径的病症,如手太阴肺经所生病还有"臑臂内前廉痛、厥、掌中热"。其病一般由本脏腑所生,并非经脉传来,故名"所生"。"是动病"和"所生病"都是经脉及其所络属脏腑的病症。

(3) **表里经配穴**:是指在表里相合的经脉上选配穴位,用以治疗本脏本腑有关疾病的方法。如肺与大肠相表里,肺病表现为咳嗽、发热、胸痛等症,除了取"肺"穴外,还可以配合"大肠"穴治疗。心与小肠相表里,治疗口舌生疮,除了取"心"穴外,还可以配合"小肠"穴治疗。

4. 按现代医学理论取穴 耳穴中有许多穴位是根据现代医学理论命名的,如交感、皮质下、肾上腺、内分泌等,这些穴位的功能与现代医学的理论是一致的。如交感穴,是现代研究发现此穴有近似交感神经和副交感神经的作用而命名的;又如肾上腺穴,是现代研究发现此穴有近似肾上腺的功能而命名的。因此,必须用现代医学的理论来理解和运用这些耳穴。如胃肠疾病与自主神经系统有关,可取"交感"穴;又如肾上腺所分泌的

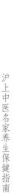

激素有抗过敏、抗炎、抗风湿等作用,可取"肾上腺"穴来抗过敏、抗炎、抗风湿等。

5. 按临床经验取穴 是指在临床实践中发现某个(或某些)穴位对治疗某病有效,故取而用之。如腰腿痛,取"外生殖器"穴;胃痛,取"腕"穴;甲状腺疾病,取"肘"穴;老花眼,取"枕"穴等。

四、耳穴疗法的简易操作

耳穴的刺激方法众多,便于自我学习应用的主要包括耳穴贴压法和指压法。

1. 耳穴贴压法 指在耳穴表面贴敷压丸的一种简易刺激方法,此法安全无痛,不良反应少,不易引起耳软骨膜炎,适于老年及幼儿、惧痛患者,对于一些老年性慢性支气管炎、高血压、遗尿症等慢性病更为适宜。患者可以不定时地按压贴敷处以加强刺激。操作:根据疾病的诊断确定处方。一方面通过耳穴按压寻找刺激点,另一方面根据耳穴功能取穴。用75%乙醇溶液对耳郭皮肤进行消毒脱脂,用0.6厘米×0.6厘米胶布将一粒王不留行子或磁珠固定于所选穴位上(图2-15)。单耳取穴,双耳交替,每周换穴2次,2周为1个疗程。治疗期间嘱患者每日按压所选耳穴10～20次,刺激强度根据患者耐受情况而定,一般均选用中等刺激,使耳郭有发热、发胀、反射感。

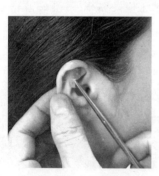

图2-15 耳穴贴压法

2. 耳穴指压法 指用手指在耳郭上按压所取的耳穴或者阳性反应点,以达到防治疾病目的的一种耳穴疗法。此法多在没有贴压材料的应急情况下使用。如急性胃痛时,指压"胃"穴治疗;心慌胸闷发作时,指压"心"穴治疗。具体操作时,首先要选好耳穴或阳性反应点,将食指指尖放在耳郭前面,拇指指腹放在耳郭后面,两指用力,按压耳穴或阳性反应点。指压耳穴要有一定的刺激量,在不损伤皮肤的情况下,应稍重按,以患者能够耐受为度。两耳交替,轮换按压。

五、 耳穴疗法的注意事项

耳穴治疗较为安全,但若有下列情况宜注意。

1. 禁忌证　严重心脏病者不宜采用,更不宜强刺激。外耳有明显炎症或病变,如冻疮破溃、感染、溃疡及湿疹等,应暂停治疗。有严重器质性疾病者或精神过度紧张者,不宜用较强烈的穴位刺激方式(如割治、放血等)和过强的毫针手法。妇女怀孕期间宜慎用耳针疗法,有习惯性流产史者则禁用耳针。

2. 操作注意事项　针刺前要严格消毒耳郭以及针具,防止发生感染;对年老体弱或初次接受耳针治疗的患者,治疗前应适当休息,手法应轻柔,刺激量不宜过大;每次耳穴压丸不宜过多,一般 3～5 穴,最多不超过 10 穴;贴压后患者自行按摩时,以按压为主,切勿揉搓或过度重按;妇女怀孕期间也应慎用,尤其不宜用子宫、盆腔、内分泌、肾等耳穴;对严重心脏病、高血压病患者不宜进行强烈刺激。耳针治疗注意防止发生晕针;治疗期间避免耳郭部着水而使胶布脱落。耳穴贴压一般疗程较长,应持之以恒,坚持按压刺激,不要"三天打鱼,两天晒网"。

 # 第五节　穴、药结合的外治法
——穴位贴敷

一、 穴位贴敷概述

说起穴位贴敷,相信大家对当下在各大中医院及一些保健

沪上中医名家养生保健指南丛书

机构每到夏天都会纷纷打起的横幅"冬病夏治""三伏贴"并不陌生,这些方法实则是对穴位贴敷的一种适宜的运用和发展。穴位贴敷,亦称发泡疗法,有着悠久的历史。我们祖先在漫长的与疾病斗争的过程中,将泥土、树叶、草茎等捣烂涂敷伤口或者某些部位,发现创口竟然迅速愈合,疼痛缓解,并不断发展及流传下来。公元前 3 世纪《帛书·灸经》中就有用芥子泥贴敷百会穴,使局部皮肤发红,用以治疗毒蛇咬伤的记载,是穴位贴敷最早的文字记载。

穴位贴敷是以中医理论为指导,以经络腧穴学说为核心,通过药物对穴位以及患处的皮肤造成刺激和吸收作用,通过经络的传导,以达到疏通经络、行气活血、调节脏腑、协调阴阳的外治内效的一种防病治病方法。

一、穴位贴敷的治病机制

穴位贴敷在临床上运用十分广泛,内外兼治,不仅可运用于急性病症,尤可运用在一些慢性病症的治疗中,且效果极佳。究其原因,首先必须强调,穴位贴敷是通过对相应经络穴位的刺激和调节而产生的治病效应,是依附于经络穴位本身的作用;其次,还有药物本身的药效作用,通常用白芥子、麝香等温阳温通的药物制作成饼剂、膏剂等贴敷于穴位上,药物的温热刺激调整了局部的气血,同时具有辛香味的中药在温热环境中特别易于吸收,增强了药效。穴、药两者的叠加作用构成了穴位贴敷防病治病的基础,且两者相互影响、相互补充和相互作用,治疗效果超过穴、药的单一作用。

二、穴位贴敷的简易操作

穴位贴敷在民间广为流传,方法颇多。根据历代医家及现代临床运用经验,在此介绍一般常用的穴位贴敷方法的简易操作,归纳如下。

1. 消毒　贴敷前做好消毒工作,以防发泡感染。一般用75%乙醇棉球,由穴位或者患处部位的中心向四周,绕圈擦拭需敷药的部位皮肤。

2. 药饼制作　根据病情,选择不用药物配伍研成细末,过筛备用。先将适量的穴位贴敷粉倒入烧杯中,再加入适当的赋形剂(即辅料,一般为生姜汁或者蜜糖),用压舌板搅匀药粉与赋形剂至泥糊状,以不松散成形为度,后将其用手搓成均匀大小的药丸,备用(图2-16)。

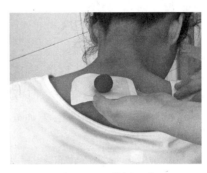

图2-16　药饼示意

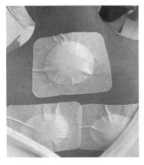

图2-17　药饼固定

3. 固定　根据辨证论治,选穴处方。将药丸置于穴位上,用医用胶布或者特殊定制的胶布固定,如关节部位不好固定的,可增加绷带固定,防止药物脱落(图2-17)。

4. 取药　穴位贴敷到足够时间后,将胶布及药丸轻轻取下。若有水泡,则按照下述注意事项操作护理,严重的可使用万花油或紫药水防护。

四、穴位贴敷的注意事项

1. 适应证和禁忌证　穴位贴敷疗法临床应用较普及,凡内治可疗之疾,皆可用此法。包括:①呼吸系统:气管炎、支气管哮喘、过敏性鼻炎等;②心脑血管系统:心绞痛、高血压、脑卒中(中风)等;③消化系统:慢性胃炎、胆囊炎、消化不良等;④泌尿系统:肾炎、肾性水肿、尿潴留、遗尿等;⑤其他:传染病、儿科病、妇科病及临床急症都可用穴位贴敷进行治疗。

要防止使用有毒性及强烈刺激性的发泡药物。眼部、阴部、小儿肚脐禁用;溃疡、已感染部位禁用。面部、近心脏部位、大血管附近慎用;体弱者、孕妇、严重心脏病患者、精神病患者慎用;过敏体质者慎用。

2. 注意事项　严格消毒,预防感染。穴位贴敷易起小水泡,容易发生感染,故贴敷之前可用乙醇事先消毒。小水泡可让其自然吸收,大水泡则由医师处理,一般不会感染,愈后不留瘢痕。

贴敷时间根据药效而定,一般成人3～4小时,小儿皮肤娇嫩,一般1～2小时,药效刺激强烈的可酌情缩短时间。贴敷当日,饮食要禁寒凉、生冷、辛辣之品,若有水泡则禁发物及一些辛辣煎炸的食物。

第六节　中医最方便的外治法
——推拿按摩

一、推拿按摩概述

推拿按摩,是通过在人体相关穴位上,运用按、摩、揉、压、擦、点法等手法,达到恢复或改善人体的功能、促使病情康复的一种方法。推拿古称按摩、按跷、抚案,至今还在经常使用按摩这一名称。在民间俗称按摩,正式的名称叫推拿。推拿属于医疗行为,必须由医师来操作,而普通按摩则不一定是医师来做,任何人只要经过一定时间的培训就可以为人按摩。早在远古时期,人们在生存竞争中遇到意外损伤时,用手按抚体表患处而感到疼痛减轻或缓解,从而逐渐发现其特殊的治疗作用,并在长期实践的过程中形成了这一独特疗法。到春秋战国时期,按摩术已经成为人们治病保健的常用方法之一,而在封建社会后期长达600多年的明清时代,按摩术的学术分支逐渐被细化,很多按摩保健技艺相继有所发展。推拿按摩经济简便,因为它不需要任何特殊医疗器械,也不受时间、地点、气候等条件的限制,随时随地都可实行,可以说是中医最方便的治疗方法,且平稳可靠,易学易用,无任何不良反应。正由于这些优点,按摩成为深受广大群众喜爱的养生健身措施。对正常人来说,它能增强人体的自然抗病能力,取得保健效果;对患者来说,它既可使局部症状消退,又可促进恢复患部的功能,从而收到良好的治疗效果。

二、推拿按摩的治疗机制

中医学认为,按摩能调节阴阳平衡,疏通气血经络。《黄帝内经》里说:"经络不通,病生于不仁,治之以按摩",说明按摩有疏通经络的作用。按摩就是以柔软、轻和之力,循经络、按穴位,施术于人体,通过经络的传导来调节全身,借以调和营卫气血,增强机体健康。按摩可以舒经活络、消肿止痛,通过按摩可以促进局部血液和淋巴的循环,加速局部瘀血的吸收,理顺经络,并可以提高局部组织的痛阈,使得气血通畅。

西医认为,按摩不但具有调整内分泌、加强胃肠蠕动、剥离组织粘连、还纳复位等作用,而且还具有调节大脑皮质的功能,使大脑神经产生冲动,进而达到兴奋或抑制神经的作用。推拿按摩手法的机械刺激,通过将机械能转化为热能的综合作用,以提高局部组织的温度,促使毛细血管扩张,改善血液和淋巴循环,使血液黏滞性减低,降低周围血管阻力,加速人体各器官组织的新陈代谢,消除疲劳,解除病痛。

沪上中医名家养生保健指南丛书

三、常用的推拿按摩法操作

1. 按法　按法是按摩手法中较为基本的手法,是以手指、手掌的不同部位或肘尖,置于经穴或体表其他部位,逐渐用力加压的手法。分为指按法、掌按法和肘按法。

【操作要领】

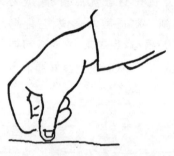

图 2-18　指按法

(1) 指按法:用拇指指面或以指端按压体表的一种手法,称为指按法(图 2-18)。当单手指力不足时,可用另一手拇指重叠辅以按压。在临床上常与揉法结合使用。要领:按压力的方向要垂直向下。用力要由轻到重,稳而持续,使刺激感觉充分到达机体深部组织。切忌用迅猛的暴力。按法结束时,不宜突然放松,应逐渐递减按压的力量。

(2) 掌按法:用掌根或全掌着力按压体表的一种方法,称为掌按法(图 2-19)。掌按法可单掌亦可双掌交叉重叠按压。同样也可与揉法相结合使用。要领:按压后要稍作片刻停留,再做第 2次重复按压。为增加按压力量,在施术时可将双肘关节

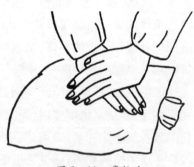

图 2-19　掌按法

伸直,身体略前倾,借助部分体重向下按压。

2. 点法　用屈曲的指间关节突起部分为着力点,按压于某一治疗点上,称为点法。它由按法演化而成,可属于按法的范畴。具有着力点集中、刺激性强等特点。有拇指端点法、屈拇指

点法和屈食指点法3种。

【操作要领】

(1) 拇指端点法:手握空拳,拇指伸直并紧贴于食指中节的桡侧面,以拇指端为着力点,点压于治疗部位(图2-20)。

(2) 屈拇指点法:以手握拳,拇指屈曲抵住食指中节的桡侧面,以拇指指间关节桡侧为着力点,点压于治疗部位(图2-21)。

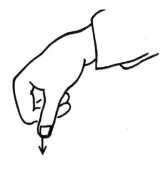 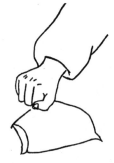

图2-20　拇指端点法　　　图2-21　屈拇指点法

(3) 屈食指点法:以手握拳并突出食指,用食指近节指间关节为着力点,点压于治疗部位(图2-22)。

3. **压法**　用拇指面、掌面或肘部尺骨鹰嘴为着力点,按压体表治疗部位,称为压法,在临床上有指压法、掌压法、肘压法之分,其中以肘压法最为常用,具有压力大、刺激强的特点。

【操作要领】术者肘关节屈曲,以肘尖部(即尺骨鹰嘴)为着力点,压在体表治疗部位。压力要平稳缓和,不可突发暴力。肘压力量以患者能忍受为原则(图2-23)。

4. **摩法**　用食、中、无名(环)指末节螺纹面或以手掌面附着在体表的一定部位上,作环形而有节律的抚摩,称为摩法。其中以指面摩动的称指摩法,用掌面摩动的称掌摩法。而摩法的

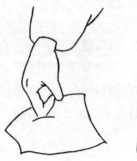
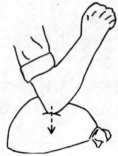

图 2-22　屈食指点法　　　图 2-23　压法

动作与揉法有相似之处,但摩法用力更轻,仅在体表抚摩;而揉法用力略沉,做手法时要带动皮下组织。

【操作要领】

(1) 指摩法:腕微屈,掌指及诸指间关节自然伸直,以食、中、无名指末节螺纹面附着于治疗部位,用腕和前臂的协调运动带动手指螺纹面在所需治疗部位作顺时针方向或逆时针方向的环旋摩动(图 2-24)。

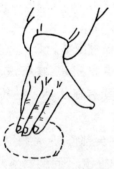
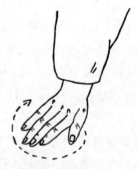

图 2-24　指摩法　　　　图 2-25　掌摩法

(2) 掌摩法:腕关节微背伸,诸手指自然伸直,将全手掌平放于体表治疗部位上,以前臂和腕的协调运动,带动手掌在所需治疗部位做顺时针方向或逆时针方向的环旋摩动。手法轻柔,压力均匀(图 2－25)。

指摩法宜稍轻快,每分钟摩动约 120 次;掌摩法宜稍重缓,每分钟摩动 80～100 次。

5. 揉法 用大鱼际、掌根或手指螺纹面吸附于一定的治疗部位,做轻柔缓和的环旋运动,并带动该部位的皮下组织,称之为揉法。

【操作要领】

(1) 鱼际揉法:用大鱼际着力,稍用力下压;拇指略内收,指间关节微屈;手腕放松,以腕关节和前臂的协调摆动运动,来带动大鱼际在治疗部位上做环旋状揉动,称鱼际揉法(图 2－26A)。若以掌根着力,则称为掌根揉法(图 2－26B)。力量要轻柔。施法时既不可在体表造成摩擦,也不可故意在体表揿压。动作要有节律性,其频率每分钟 120～160 次。

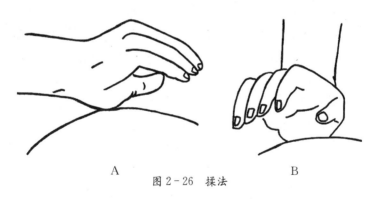

A　　　　　　　　B
图 2－26 揉法

(2) 指揉法:用拇指或中指螺纹面,或以食、中指,或以食、中、无名指螺纹面,在某一穴或几个穴或某部位上做轻柔的小幅度的环旋柔动,称为指揉法。有单指揉法、双指揉法、三指揉法之分。

6. 抹法 手指或手掌平伏按于按摩部位后,以均衡的压力抹向一边的一种手法。其作用力可浅在皮肤,深在肌肉。其强度不大,作用柔和。一般常用双手同时操作,也可单手操作。

【操作要领】

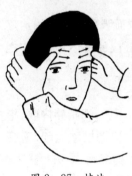

图 2 - 27　抹法

用拇指螺纹面或大鱼际紧贴体表，略用力，根据不同部位做上下、左右弧形或曲线往返移动或单方向移动的手法。可单手操作，也可双手操作，当用屈食指操作时就比如眼保健操的第 4 节"轮刮眼眶"。抹法轻柔舒适，动作缓和，不追求局部热感。来回抹动的距离要长，做到轻而不浮，重而不滞。拇指抹时，其余四指轻轻扶住助力（图 2 - 27）。

7. **擦法**　用手指或手掌在皮肤上来回摩擦的一种手法，称为擦法。其作用力浅，仅作用于皮肤及皮下。其频率较高，每分钟达 100～200 次。对皮肤引起反应较大，常要擦到皮肤发红，但不要擦破皮肤，故在操作时多用介质润滑，防止皮肤受损。

【操作要领】

用手掌或大小鱼际紧贴皮肤，腕关节伸直，稍用力下压以肩关节为支点，上臂主动摆动，带动前臂和手掌在体表做上下或左右方向直线往返摩擦运动，使治疗部位产生一定的热量，局部有温热感。分别有掌擦法、大鱼际擦法（图 2 - 28）、侧擦法（图 2 - 29）。操作时着力部位要紧贴皮肤，直线往返，不可歪斜。往返距离要拉长，动作要连贯，压力适中，使热量深透产生效果。同时，操作时要呼吸自然，不能屏气。一般均需擦抹一些介质来提高手法效应，作为最后一个步骤完成。

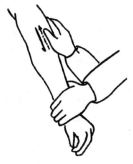
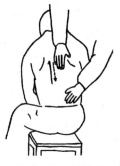

图 2-28 大鱼际擦法　　　图 2-29 侧擦法

四、推拿按摩的注意事项

1. 身心放松　按摩时除思想应集中外,尤其要心平气和,全身也不要紧张,要求做到身心都放松。

2. 取穴准确　掌握常用穴位的取穴方法和操作手法,以求取穴准确,手法正确。

3. 手法恰当　用力要恰当,用力过小起不到应有的刺激作用,用力过大易产生疲劳,且易损伤皮肤。治疗要循序渐进,推拿手法的次数要由少到多,推拿力量由轻逐渐加重,推拿穴位可逐渐增加。手法总的要求:持久、有力、均匀、柔和,从而达到深透目的。

(1) 持久:手法能持续运用一定时间,保持动作和力量的连贯性,不能断断续续。

(2) 有力:手法必须具有一定的力量,这种力量不应一成不变,应该根据患者体质、病情、部位等不同情况有所增减。

(3) 均匀:手法动作要有节奏性,不可忽快忽慢,时轻时重。

(4) 柔和:手法要轻而不浮,重而不滞,刚柔相济,变换动作要自然,用力不可生硬粗暴,但也不能柔软无力,要将力量和技巧完美结合。

4. 掌握推拿保健的时间　每次以 20 分钟为宜。最好早晚各 1 次,如清晨起床前和临睡前。

5. 注意应用润滑剂 为了加强疗效,防止皮肤破损,在施推拿术时可选用一定的药物作润滑剂,如滑石粉、香油、按摩乳等。

6. 其他 做自我推拿时,操作时手法尽量直接接触皮肤。推拿后有出汗现象时,应注意避风,以免感冒。要持之以恒,无论用按摩来保健或治疗慢性病,都不是一两天就有效的,常须积以时日,才逐渐显出效果来,所以应有信心、耐心和恒心。

7. 推拿按摩的禁忌证 若局部皮肤破损、溃疡,骨折,结核,肿瘤,出血等,禁止在此处做推拿保健。若撞伤或扭伤后,不宜急于按摩;女性在经期也不宜按摩;骨质疏松症或严重缺钙者不宜接受按摩;此外,在过饥、过饱、酗酒或过度疲劳时,也不要做保健推拿。

第三章
老年病预防养护的
常用经络及取穴方法

老年人平时常用到的预防养护方法多是建立在熟悉掌握经络和穴位的基础上，再进行艾灸、拔罐、刮痧和推拿等调养方法治疗。因此，了解经络是怎样走行的，掌握常用穴位的定位方法，才能比较准确地找到穴位，有效保证调养的疗效。下面简单介绍一下人体十二正经是怎样走行的以及常用穴位的定位方法。

 ## 第一节　十二经脉人体图及循行路线

经络是人体气血运行的大小通路。"经"，有"径"的含义，指大而深的直行主干；"络"有"网"的意思，是指小而浅的横行支脉。因此，大的主干为经脉，小的分支为络脉，经络以十二经脉为主，将人体的五脏六腑与体表的皮肤、肌肉、关节等联系在一起，将人体内外连贯起来，成为一个有机的整体。老年朋友学习时不用面面俱到，只需要熟悉十二经脉的名字和走行位置即可。经络的名称常由三部分组成，例如"手太阴肺经"，就是由"手"、"太阴"、"肺经"三部分组成，下面分别讲一下这三部分名称是怎么来的。

十二经脉循行全身，包括头、四肢、腹部、背部、阴部等，有六条经脉是主要在上肢、胸腹部及头部走行的，都用"手"开头；有

沪上中医名家养生保健指南丛书

六条经脉是主要在下肢、背部、腹部走行的，都用"足"字开头；手三阴三阳经走行的路线较短，足三阴三阳经走行的路线较长。

中医学认为一切事物都分阴阳，而一阴一阳又可衍化为三阴三阳。从阴阳气的盛衰来分：阴可分为太阴、少阴、厥阴，其中太阴阴气最重，其次是少阴，再次是厥阴；阳可分为阳明、太阳、少阳，其中阳气最盛的是阳明，其次是太阳，再次是少阳。经络也分阴阳，行于肢体内侧的为阴，行于肢体外侧的为阳。因此，手三阴经行于上肢内侧，手三阳经行于上肢外侧，足三阴经行于下肢内侧，足三阳经行于下肢外侧。在手三阴经中，手太阴经行于上肢内侧上部，手厥阴经行于上肢内侧中部，手少阴经行于上肢内侧下部；在手三阳经中，手阳明经行于上肢外侧上部，手少阳经行于上肢外侧中部，手太阳经行于上肢外侧下部。足三阴中，足太阴经行于下肢内侧前部，足厥阴经行于下肢内侧中部，足少阴经行于下肢内侧后部；在足三阳经中，足阳明经行于下肢外侧前部，足少阳经行于下肢外侧中部，足太阳经行于下肢外侧后部。

《黄帝内经》中认为经络"内属于脏腑，外络于支节"，这句话高度概括说明了十二经脉的分布特点：内部，隶属于脏腑；外部，分布于躯体。脏腑以腑为阳、以脏为阴，因此阴经属于脏，阳经属于腑。阴经后面都是五脏的名称，阳经后面都是六腑的名称。

综上，我们一起来看看十二经脉的具体名称：

上肢上部：手-太阴-肺经（内侧）　手-阳明-大肠经（外侧）
上肢中部：手-厥阴-心包经（内侧）　手-少阳-三焦经（外侧）
上肢下部：手-少阴-心经（内侧）　手-太阳-小肠经（外侧）
下肢前部：足-太阴-脾经（内侧）　足-阳明-胃经（外侧）
下肢中部：足-厥阴-肝经（内侧）　足-少阳-胆经（外侧）
下肢后部：足-少阴-肾经（内侧）　足-太阳-膀胱经（外侧）

细心的老年朋友可能已经发现，相互表里的脏腑所对应的经脉也是走行于同一四肢部位的，只是一个（阳经）行于外侧,一个(阴经)行于内侧。例如,肺与大肠相表里,因此对应的肺经行于上肢内侧上部,大肠经行于上肢外侧上部,以此类推,这样可以帮助记忆。

《黄帝内经》载:"手之三阴,从藏走手;手之三阳,从手走头;足之三阳,从头走足;足之三阴,从足走腹。"这是对十二经脉走行和流注方向最简洁也是最精辟的概括介绍。这样,十二条经脉之间也互相连接在一起,像一个没有缝隙的环圈,气血运行于其中,阴阳相贯,如环无端。具体循行路线如图3-1所示。

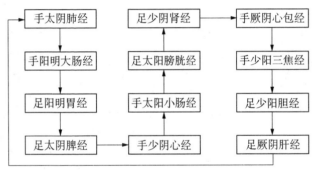

图3-1　十二经脉循行路线

下面我们看看具体每条经脉是怎么走行的,如图3-2～图3-13。

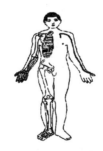
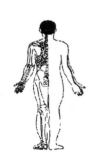
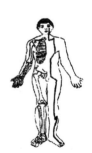
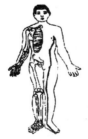

图3-2　手太阴肺经　　图3-3　手阳明大肠经　　图3-4　足阳明胃经　　图3-5　足太阴脾经

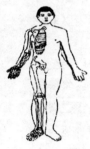
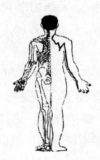
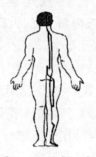
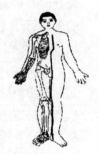

图 3-6 手少阴　图 3-7 手太阳小　图 3-8 足太阳膀　图 3-9 足少阴
　　　 心经　　　　　　 肠经　　　　　　　 胱经　　　　　　　 肾经

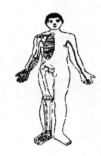
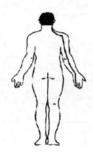
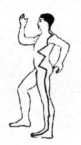
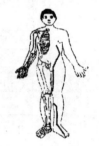

图 3-10 手厥阴　图 3-11 手少阳　图 3-12 足少　图 3-13 足厥
　　　　心包经　　　　　 三焦经　　　　　 阳胆　　　　　 阴肝
　　　　　　　　　　　　　　　　　　　　　 经　　　　　　 经

 第二节　常用的取穴方法

　　正确找到穴位,是保证预防保养疗效的关键。穴位常用的定位方法主要分为 3 类:骨度分寸法、体表标志法及手指比量法。下面我们来分别介绍这 3 种方法。

一、骨度分寸法

　　骨度分寸法是我国古代人民在长期医疗实践中积累总结出来的一种以人体体表显著骨节为主要标志测量全身各部的长短

沪上中医名家养生保健指南丛书

尺寸,并按照尺寸比例折算的一种取穴方法。具体方法如表 3-1 所示。

表 3-1　常用的取穴方法

部位	图示	起止点	折量分寸(寸)
头面部	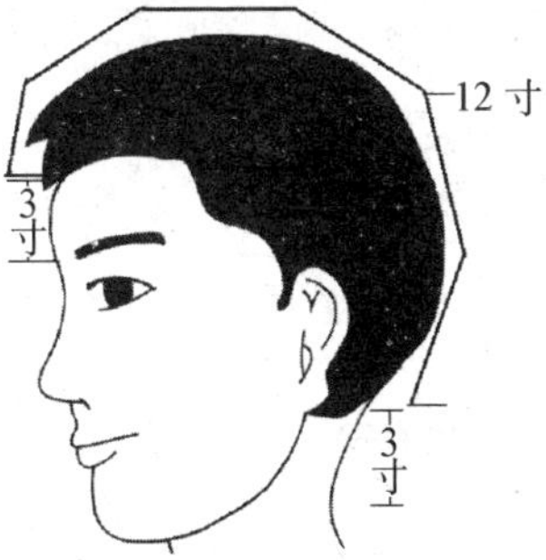 −12寸 3寸 3寸	前发际正中→后发际正中	12
		眉心→前发际正中	3
		后发际正中→第7颈椎棘突下(大椎)	3
	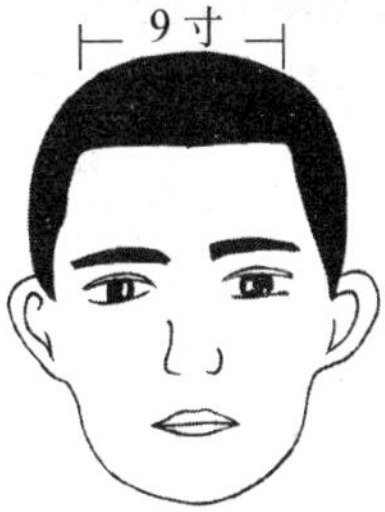 9寸	前额两发角(头维)之间	9
	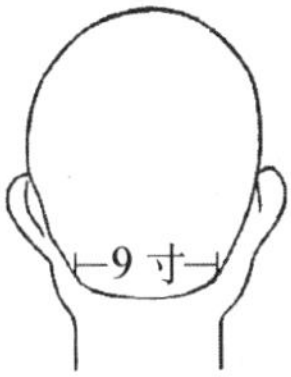 9寸	耳后两乳突(完骨)之间	9

（续表）

部位	图示	起止点	折量分寸(寸)
胸腹部	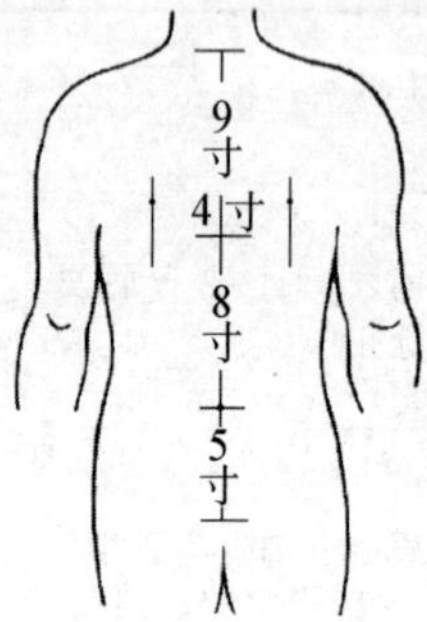	胸骨上窝→胸剑联合中点	9
		胸剑联合中点→脐中	8
		脐中→耻骨联合上缘	5
		两乳头之间	8
背部	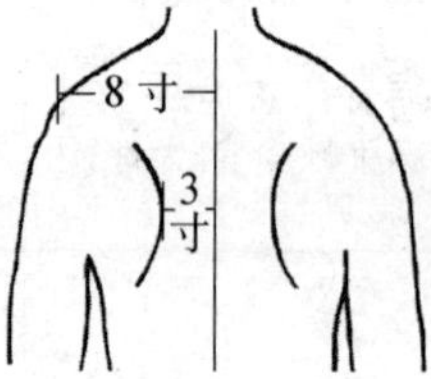	肩胛骨内侧缘→后正中线	3
		肩峰缘→后正中线	8
上肢	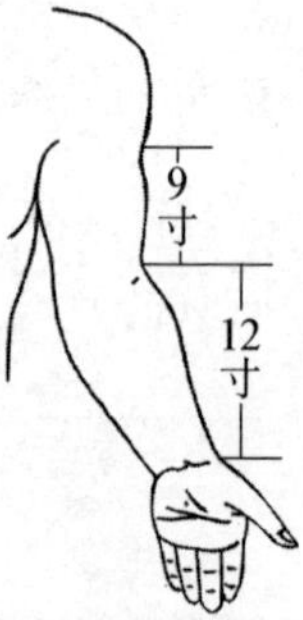	上臂，腋前、后纹头（腋前皱襞）→肘横纹	9
		前臂，肘横纹（平肘尖）→腕掌横纹	12
下肢	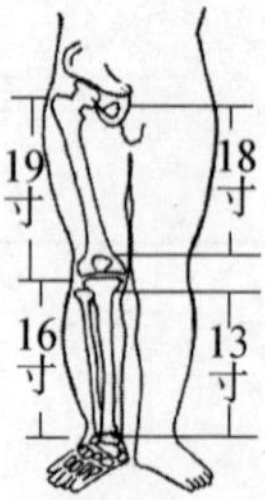	耻骨联合上缘→股骨内上髁上缘	18
		胫骨内侧髁下缘→内踝尖	13
		股骨大转子→腘横纹	19
		腘横纹→外踝尖	16

二、体表标志法

用体表标志法取穴是 3 种取穴方法中最准确、最常用的方法。体表标志法有两类：固定标志法和活动标志法。

1. 固定标志法　是利用人体体表固定的部位，例如关节、骨节、肌肉、五官、乳头等显著的固定部位取穴。例如：常常利用两眉毛的位置定位印堂；两乳头的位置定位膻中。

2. 间接标志法　是利用随活动而出现的骨节、肌肉周围出现纹理、凹凸等标志来定位穴位的一种方法。例如：定位曲池穴时，利用屈肘时出现的肘横纹头；取阳溪穴时，利用拇指翘起时出现的腕部凹陷来定位。

三、手指比量法

手指比量法是患者利用自己的手指长度比量全身其他部位以定位穴位的方法，又称"指寸法"。这个方法要注意的是，用患者自己的手指尺寸来丈量自己全身的尺寸以定准穴位，如果用他人的手指尺寸就不那么准了，要根据患者和操作者的高矮胖瘦不同程度比例来伸缩。手指比量法有以下 3 种不同的丈量方法。

1. 中指同身寸法　患者将中指屈曲，中指中节桡侧面两端纹头之间的距离作为 1 寸（图 3 - 14）。这种方法多用于四肢和脊背部的取穴。

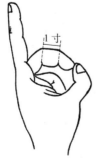

图 3 - 14　中指同身寸

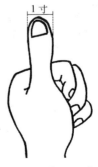

图 3 - 15　拇指同身寸

沪上中医名家养生保健指南丛书

2. 拇指同身寸法 患者将拇指翘起,将拇指指关节的横度作为 1 寸(图 3 - 15)。这种方法适用于四肢的取穴。

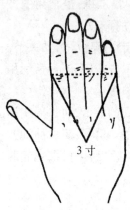

3 寸

图 3 - 16 横指同身寸

3. 横指同身寸法 又称"一夫法",即患者将食、中、无名和小指并拢,以中指中节横纹处为基线,四指的横度作为 3 寸(图 3 - 16)。这种方法多用于下肢、下腹部和背部的取穴。

以上 3 种方法以体表标志法最为准确,其他两种方法都是通过体表标志或手指的尺寸比例来进行丈量全身穴位的,而且手指比量法必须在骨度分寸的基础上运用,因为每个人的长短肥瘦都不同,丈量时用的比量法也不尽相同,因此实际操作时常常是骨度分寸和手指比量法相结合运用来综合定位取穴的。

第三节 老年病的常用穴位

一、手太阴肺经

见图 3 - 17。

1. 中府

(1) 定位:在胸外侧部,云门下 1 寸,平第 1 肋间隙处,距前正中线 6 寸。

简便取穴:双手叉腰,在锁骨外侧端(肩峰端)下缘有三角窝,先在此凹陷处取云门穴,再在云门垂直向下 1 寸平第 1 肋间隙处即是此穴。或正坐,在乳头(男子)外 2 寸处,再直线向上摸取 3 根肋骨,在第 1 肋间隙处取得。

(2) 功用:止咳平喘、清肺化痰、补气健脾。主治流涕、咳嗽、气喘、咳吐脓血、胸膈胀满、胸中烦闷、胸痛、喉痹、腹胀、呕逆、水肿、肩背痛等。

2. 尺泽

（1）定位：在肘横纹中，肱二头肌腱桡侧凹陷处。取穴时正坐，仰掌并微屈肘，在手臂内侧中央处有粗腱，在腱的外侧即是此穴。

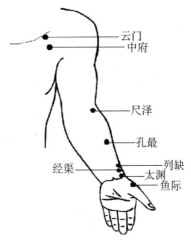

图 3-17　手太阴肺经穴位示意

（2）功用：清泻肺热、清热和胃、通络止痛。主治咳嗽、气喘、急性咽喉肿痛、小儿惊风、吐泻、中暑、肘臂挛痛、肘关节屈伸不利等。

3. 孔最

（1）定位：在前臂掌面桡侧，当尺泽与太渊连线上，腕横纹上 7 寸处，即尺泽和太渊连线中点上 1 寸，桡骨内侧缘处。

（2）功用：清泻肺热、凉血止血、润肺理气，善治肺脏之急重症和相关血证。主治咳嗽、气喘、咯血、鼻衄、咽痛、胸痛、失音、热病无汗头痛、痔疮、肘臂挛痛等。

4. 列缺

（1）定位：在前臂桡侧缘，桡骨茎突上方，腕横纹上 1.5 寸，当肱桡肌与拇长展肌腱之间。

简便取穴：以左右两手虎口交叉，一手食指压在另一手的桡骨茎突上，当食指尖到达之凹陷处即为此穴。或立掌或侧掌，把大拇指向外上方翘起，先取两筋之间的阳溪穴，在阳溪穴上 1.5 寸的桡骨茎突中部有一凹陷即此穴。

（2）功用：疏风解表、宣肺理气、止咳平喘、通经活络、通调任脉，是治疗伤风外感病的要穴。主治伤风外感、咳嗽、气喘、咽喉肿痛、齿痛、咯血、头痛项强、口眼歪斜、遗尿、小便热、尿血、阴茎痛、惊痫、疟疾、掌中热、上肢不遂、手腕无力或疼痛等。

5. 经渠

(1) 定位:在前臂掌面桡侧,桡骨茎突与桡动脉之间凹陷处,腕横纹上 1 寸。

简便取穴:诊脉时中指之处。

(2) 功用:宣肺平喘、疏风散表。主治咳嗽、气喘、喉痹、胸满、胸闷胸痛、咽喉肿痛、胸背痛、手腕痛、掌中热、落枕、腕部软组织损伤、食道痉挛等。

6. 太渊

(1) 定位:在腕掌侧横纹桡侧,桡动脉搏动处。取穴时仰掌,当掌后第 1 横纹上,用手摸有脉搏跳动处的桡侧凹陷处即是此穴。

(2) 功用:补肺益气、止咳化痰、通经复脉。主治咳嗽气喘、痰多气短、咯血胸痛、咽干咽痛、心痛心悸、无脉症、手腕疼痛无力等。

7. 鱼际

(1) 定位:在手拇指本节(第 1 掌指关节)后凹陷处,约当第 1 掌骨中点桡侧,赤白肉际处。

(2) 功用:清宣肺气、清热利咽。主治咳嗽、气喘、咯血、胸闷、胸痛、发热、咽喉肿痛、失音等肺系热性病症,以及肘臂手指挛痛、指麻瘫痪、掌心热、小儿疳积等。

手阳明大肠经

见图 3-18。

1. 合谷

(1) 定位:在手背,第 1、2 掌骨间,当第 2 掌骨桡侧的中点处。

简便取穴:拇、食二指张开,以另一手的拇指关节横纹放在虎口上,当拇指尖所指处即是此穴,或当虎口与第1、2掌骨结合部连线的中点即此穴,或拇、食指合拢,在肌肉的最高处即是此穴。

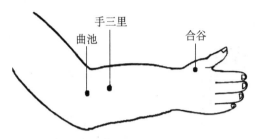

图3-18 手阳明大肠经穴位示意

(2) 功用:清泻郁热、疏解风邪、通调头面经络,是治疗热病发热及头面五官各种疾病之要穴;宣肺理气、疏风解表、调汗泻热,是治疗表证之要穴;和胃降气、调中止痛、通腑泻热、熄风镇痉、醒脑开窍;理血活血、通经止痛。主治身热、头痛、眩晕、目赤肿痛、鼻衄鼻流涕、咽喉肿痛、齿痛面肿、口疮、耳聋、失音、牙关紧闭、口眼歪斜、疟腮、发热、恶寒、咳嗽、无汗或多汗、疟疾、脘腹疼痛、呕吐、便秘、痢疾、小儿惊风、抽搐、癫狂、癫痫、痛经、闭经、滞产、瘾疹、皮肤瘙痒、疔疮、丹毒、肩臂疼痛、手指肿痛、麻木、冰冷、发热、半身不遂等。

2. 手三里

(1) 定位:在前臂背面桡侧,当阳溪与曲池连线上,肘横纹下2寸处。拇指上翘,当两筋之间取阳溪穴,取穴时伸直前臂,曲肘,在阳溪与曲池连线上,肘横纹下2寸处即此穴。

(2) 功用:消肿止痛、调理肠胃。主治齿痛、喉肿、手腕筋肉疼痛、上肢不遂、手臂麻木、精神性阳痿、腹痛、吐泻等。

3. 曲池

(1) 定位:在肘横纹外侧端,屈肘,当尺泽与肱骨外上髁连线中点。取穴时正坐,侧腕,曲肘,在肘部横纹尽处,即肱骨外上

沪上中医名家养生保健指南丛书

髁内缘凹陷处取得此穴。

（2）功用：疏风解表、清解里热、清热解毒、凉血祛风、消肿止痛。主治感冒发热、咽喉肿痛、扁桃体炎、目赤、急性胃肠炎、腹痛、吐泻、肩肘关节疼痛、上肢瘫痪、高血压、丹毒、瘾疹、荨麻疹、甲状腺大等。

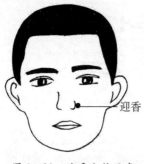

图 3-19　迎香穴位示意

4. 迎香

（1）定位：在鼻翼外缘中点旁，当鼻唇沟中间（见图 3-19）。

（2）功用：疏散风热、通利鼻窍，是治疗各种鼻部及颜面疾病的要穴。主治鼻塞不闻香臭、鼻衄、鼻息肉、多涕、目赤肿痛、口眼㖞斜、面痛、唇肿、面部如蚁走感、丹毒、荨麻疹等。

三　足阳明胃经

见图 3-20～图 3-24。

1. 承泣

（1）定位：在面部，瞳孔直下，当眼球与眶下缘之间（见图 3-20）。

（2）功用：散风清热、明目止泪，是治疗眼疾的要穴。主治目赤肿痛、迎风流泪、夜盲、眼睑瞤动、口眼㖞斜、近视、眼颤动、眼睑痉挛、角膜炎、视神经萎缩、视疲劳、老花眼、白内障等。

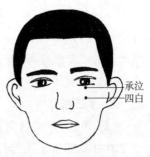

图 3-20　承泣、四白穴位示意

2. 四白

（1）定位：在面部，瞳孔直下，当眶下孔凹陷处。取穴时正坐或仰卧，双眼平视时，瞳孔正中央下，当眶下孔凹陷处（见图 3-20）。

（2）功用：祛风明目。主治目赤痛痒、目翳、眼睑瞤动、口眼㖞斜、头痛眩晕等。

3. 颊车

（1）定位：在面颊部，下颌角前上方约一横指（中指），当咀嚼时咬肌隆起出现的凹陷处（见图3－21）。

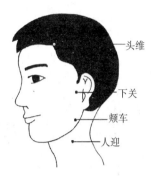

图3－21 头维、下关、颊车、人迎穴位示意

简便取穴：下颌角直上0.4寸，向前一横指处。用力咬牙时，在咬肌隆起的高点处。松口时，用手切陷并酸胀处是穴。

（2）功用：祛风清热、开关通络。主治牙痛、口眼㖞斜、牙关紧闭、面神经麻痹、腮腺炎、下颌关节炎等。

4. 下关

（1）定位：在面部耳前方，当颧弓与下颌切迹所形成的凹陷中，张口时隆起。取穴时正坐或仰卧，合口有孔，张口即闭，闭口取穴（见图3－21）。

（2）功用：清热止痛、疏风通络、聪耳利窍。主治牙痛、牙龈肿痛、牙关开合不利、口噤、面痛、三叉神经痛、口眼㖞斜、耳聋、耳鸣、耳痛、聤耳流脓、眩晕、颊肿等。

5. 头维

（1）定位：在头侧部，当额角发际上0.5寸，头正中线旁4.5寸（见图3－21）。

简便取穴：鬓角发迹直上入发0.5寸。

（2）功用：疏风镇痛。主治头痛、眩晕、目痛、迎风流泪等。

6. 人迎

（1）定位：在颈部，喉结旁，当胸锁乳突肌的前缘，颈总动脉搏动处（见图3－21）。

（2）功用：消肿止痛、降气平喘。主治咽喉肿痛、气喘、呃逆、瘰疬、瘿气、高血压等。

沪上中医名家养生保健指南丛书

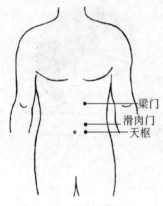

图 3-22 梁门、滑肉门、天枢穴位示意

7. 梁门

(1) 定位:在上腹部,当脐中上4寸,距前正中线2寸(见图3-22)。

(2) 功用:调中气、和肠胃、化积滞。主治纳少、胃痛、呕吐等。

8. 滑肉门

(1) 定位:在上腹部,当脐中上1寸,距前正中线2寸(见图3-22)。

(2) 功用:运脾和胃、化痰安神止吐。主治胃痛、腹胀、呕吐、肠鸣、泄泻、呃逆、吐舌舌强、癫狂等。

9. 天枢

(1) 定位:在腹中部,距脐中2寸(见图3-22)。

(2) 功用:通调肠腑、理气行滞、消食止痛。主治呕吐、纳呆、腹痛、腹胀、肠鸣、绕肠切痛、便秘、腹泻、赤白痢疾、月经不调、痛经等。

10. 伏兔

(1) 定位:在股前区,髂前上棘与髌底外侧端的连线上,髌底上6寸(见图3-23)。

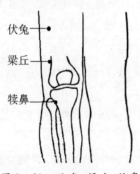

图 3-23 伏兔、梁丘、犊鼻穴位示意

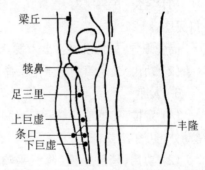

图 3-24 足三里、上巨虚、下巨虚、丰隆穴位示意

简便取穴:正坐屈膝成 90°,医者以手腕掌第一横纹抵患者膝髌上缘中点,手指并拢,按在大腿上,当中指处即是此穴。

(2) 功用:散寒化湿、疏通经络。主治下肢冷痛、下肢痿痹不遂、脚气、疝气、腹胀、腰胯疼痛、膝关节及周围疾患等。

11. 梁丘

(1) 定位:屈膝,大腿前面,当髂前上棘与髌底外侧端的连线上,髌底上 2 寸(见图 3 – 23)。

(2) 功用:通经利节、和胃止痛。主治胃脘疼痛、肠鸣泄泻、乳痈、尿血、膝脚腰痛、下肢不遂等。

12. 犊鼻

(1) 定位:屈膝,在膝部,髌骨与髌韧带外侧凹陷中。取穴时屈膝成直角,于膝关节髌韧带之外侧凹陷处取之(见图 3 – 23)。

(2) 功用:通经止痛。主治膝脚腰痛、冷痹不仁、脚气、下肢麻痹等。

13. 足三里

(1) 定位:在小腿前外侧,当犊鼻下 3 寸,距胫骨前缘 1 横指(中指)(见图 3 – 24)。

简便取穴:正坐屈膝,用手从膝盖正中往下摸取胫骨粗隆,在胫骨粗隆外下缘直下 1 寸处即此穴。或正坐屈膝,以本人之手按在膝盖上,食指捻于膝下胫骨,当中指尖处即是此穴。

(2) 功用:生发胃气、燥化脾湿。主治胃痛、呕吐、呃逆、腹胀、腹痛、肠鸣、消化不良、泄泻、便秘、痢疾、咳嗽气喘、心悸气短、乳痈、失眠、癫狂、头晕、虚劳羸瘦、水肿、膝痛、下肢痿痹、脚气等。

14. 上巨虚

(1) 定位:在小腿前外侧,当犊鼻下 6 寸,距胫骨前缘 1 横指(中指)(见图 3 – 24)。

(2) 功用:降气和胃、化湿止痛。主治下肢痿痹、膝痛、泄泻、痢疾、肠鸣、便秘、腹胀、肠痛等。

沪上中医名家养生保健指南丛书

15. 下巨虚

（1）定位：在小腿前外侧，当犊鼻下 9 寸，距胫骨前缘 1 横指（中指）（见图 3－24）。取穴时正坐位或仰卧位，根据骨度分寸法，膝中至外踝尖为 16 寸，折量出犊鼻下 9 寸所在，再以中指同身寸即为此穴。

（2）功用：疏通经脉、调和气血。主治下肢痿痹、膝痛、乳痛、腹痛、泄泻、痢疾、肠鸣、便秘等。

16. 丰隆

（1）定位：在小腿前外侧，当外踝尖上 8 寸，条口外，距胫骨前缘 2 横指（中指）（见图 3－24）。

简便取穴：犊鼻穴至外踝尖连线中点作水平线，胫骨前缘 2 横指（中指）作垂直线，两线交叉即为此穴。

（2）功用：化痰止咳、镇痛息风。主治头痛眩晕、咳嗽多痰、呃逆、哮喘、胸痛、癫狂、痫症、腹痛、下肢水肿、腿膝酸痛、下肢痿痹、高血压等。

四、足太阴脾经

见图 3－24、3－25。

1. 公孙

（1）定位：在足内侧缘，当第 1 跖骨基底部的前下方（见图3－25）。

（2）功用：健脾益胃、通调经脉。主治胃痛、呕吐、腹痛、腹泻、痢疾、心烦、失眠、狂证、逆气里急、气上冲心（奔豚气）等。

2. 三阴交

（1）定位：在小腿内侧，当足内踝尖上 3 寸，胫骨内侧缘

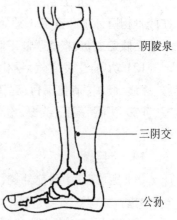

图 3－25　阴陵泉、三阴交、公孙穴位示意

后方(见图 3 - 25)。

(2) 功用:健脾和胃、调补肝肾、行气活血、疏经通络。主治肠鸣、腹痛、腹胀、腹泻、月经不调、崩漏、赤白带下、阴挺、不孕、滞产、遗精、阳痿、遗尿、水肿、心悸、失眠、高血压、下肢痿痹、荨麻疹等。

3. 阴陵泉

(1) 定位:在小腿内侧,当胫骨内侧髁后下方凹陷处(见图 3 - 25)。

简便取穴:在膝部内侧,胫骨内侧髁下缘,与胫骨粗隆平齐处取穴,当胫骨后缘与腓肠肌之间。

(2) 功用:健脾利水、通利三焦。主治腹胀、腹泻、水肿、黄疸、小便不利、遗尿、尿失禁、阴部痛、痛经、遗精、膝痛等。

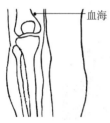

图 3 - 26　血海穴位示意

4. 血海

(1) 定位:屈膝,在大腿内侧,髌底内侧端上 2 寸,当股四头肌内侧头的隆起处(见图 3 - 26)。

简便取穴:正坐屈膝,以对侧手掌按在膝盖骨上,掌心对准髌骨顶端,第 2～5 指向膝上伸直,拇指向膝内侧约 45°斜置,拇指尖所到之处即是此穴。

(2) 功用:行气化湿、活血化瘀。主治月经不调、经闭、暴崩、漏下恶血、贫血、两腿内侧生疮痒痛或红肿有脓、气逆腹胀、疣癣、阴疮、淋证、功能性子宫出血、荨麻疹、湿疹、皮肤瘙痒等。

五、手少阴心经

见图 3 - 27。

1. 神门

(1) 定位:在腕部,腕掌侧横纹尺侧端,尺侧腕屈肌腱的桡侧凹陷处。

(2) 功用:补益心气、安定心神。主治心痛、心烦、惊悸、怔忡、健忘、失眠、痴呆、癫狂痫、晕车、高血压、胸胁痛、掌中热、便秘、

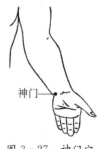

图 3 - 27　神门穴位示意

食欲不振、无脉症、神经衰弱、癔病、精神分裂症等。

六、 手太阳小肠经

见图 3－28、图 3－29。

1. 后溪

(1) 定位:微握拳,第 5 指掌关节后尺侧的远侧,掌横纹头赤白肉际处(见图 3－28)。

简便取穴:微握拳,掌纹消失处即是此穴。

(2) 功用:清心安神、通经活络。主治头项强痛、腰背痛、手指及肘臂挛痛、上肢不遂、耳鸣、耳聋、目眩、目赤、癫狂、疟疾等。

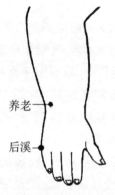

图 3－28　养老、后溪穴位示意

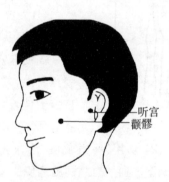

图 3－29　听宫、颧髎穴位示意

2. 养老

(1) 定位:以手掌面向胸,当尺骨茎突桡侧骨缝凹陷中(见图 3－28)。

简便取穴:以手掌面向胸,在尺骨背面,尺骨茎突上方,尺侧腕伸肌腱和小指固有伸肌腱之间,当尺骨茎突桡侧骨缝凹陷中取得;或掌心向下,用另一手指按在尺骨小头的最高点上,然后掌心转向胸部,当手指滑入的骨纹中即是此穴。

(2) 功用:充养阳气。主治目视不明,急性扭伤,肩、背、肘、臂酸痛、腰痛等。

3. 颧髎

（1）定位：在面部，目外眦直下，颧骨下缘凹陷处（见图3-29）。

（2）功用：清热消肿、祛风镇痉。主治口眼㖞斜、颊肿、眼睑瞤动、齿痛、唇肿、目黄、面赤、三叉神经痛等。

4. 听宫

（1）定位：在面部，耳屏正中与下颌骨髁突之间的凹陷中，张口呈凹陷处（见图3-29）。

（2）功用：开窍聪耳。主治耳鸣、耳聋、聤耳、齿痛等。

七、足太阳膀胱经

见图3-30～图3-34。

1. 睛明

（1）定位：在面部，目内眦角稍上方凹陷处（见图3-30）。

（2）功用：降温除浊、开窍明目。主治目赤肿痛、迎风流泪、胬肉攀睛、内外翳障、雀目、青盲、夜盲、色盲、近视、慢性结膜炎、泪囊炎、角膜炎、电光性眼炎、视神经炎等。

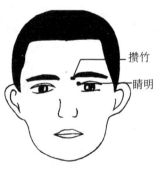

图3-30 攒竹、睛明穴位示意

2. 攒竹

（1）定位：在面部，当眉头陷中，眶上切迹处（见图3-30）。

（2）功用：开窍明目。主治头痛、眉棱骨痛、目眩、目翳、目赤肿痛、迎风流泪、近视、眼睑瞤动、眼睑下垂、干眼、目视不明、慢性结膜炎、面神经麻痹、急性腰扭伤、呃逆等。

3. 天柱

（1）定位：在颈部，斜方肌外缘之后发际凹陷中，约当后发际正中旁开 1.3 寸(见图 3-31)。

（2）功用：疏风通络、息风宁神。主治头痛、项强、眩晕、痹证、鼻塞、目痛、咽肿、肩背痛、癫狂、癫痫、落枕、神经衰弱、视网膜出血、热病等。

4. 大杼

（1）定位：在背部，当第 1 胸椎棘突下，旁开 1.5 寸(见图3-32)。

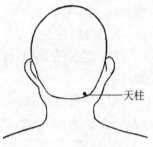

图 3-31　天柱穴位示意

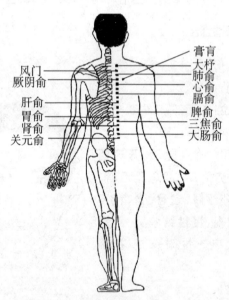

图 3-32　足太阳膀胱经背部穴位示意

（2）功用：化湿祛水、清热除燥。主治感冒、发热、头痛、咳嗽、喘息、胸胁支满、项强、肩背痛等。

5. 风门

（1）定位：在背部，当第 2 胸椎棘突下，旁开 1.5 寸(见图

3-32)。

(2) 功用:宣肺解表、益气固表。主治伤风咳嗽、头痛发热、胸背彻痛、项强、痈疽发背等。

6. 肺俞

(1) 定位:在背部,当第 3 胸椎棘突下,旁开 1.5 寸(见图 3-32)。

(2) 功用:降气利肺,是治疗肺脏疾病的要穴。主治咳嗽、气喘、感冒、胸痛、颈项拘急、肩背痛等。

7. 厥阴俞

(1) 定位:在背部,当第 4 胸椎棘突下,旁开 1.5 寸(见图 3-32)。

(2) 功用:宽胸理气、活血止痛。主治咳嗽、胸闷、呕吐、失眠、风湿性心脏病、心动过速、心律不齐、心绞痛、肋间神经痛等。

8. 心俞

(1) 定位:在背部,当第 5 胸椎棘突下,旁开 1.5 寸(见图 3-32)。

(2) 功用:镇静安眠,是治疗心脏疾病的要穴。主治惊悸、健忘、心烦、癫痫、癫狂、失眠、风湿性心脏病、冠心病、心动过速或过缓、心律不齐、心绞痛等。

9. 膈俞

(1) 定位:在背部,当第 7 胸椎棘突下,旁开 1.5 寸(见图 3-32)。

(2) 功用:理气宽胸、活血通脉。主治呕吐、呃逆、噎膈、胸满、胁痛、胃痛、癫狂、咯血、吐血、贫血、脊背痛等。

10. 肝俞

(1) 定位:在背部,当第 9 胸椎棘突下,旁开 1.5 寸(见图 3-32)。

(2) 功用:疏肝利胆、理气明目。主治黄疸、胁痛、胃痛、吐血、衄血、眩晕、夜盲、目赤痛、青光眼、癫狂、痫症、脊背痛、慢性

沪上中医名家养生保健指南丛书

肝炎、胆囊炎、神经衰弱、肋间神经痛等。

11. 脾俞

(1) 定位:在背部,当第 11 胸椎棘突下,旁开 1.5 寸(见图 3-32)。

(2) 功用:理气健脾、化湿和胃。主治腹胀、腹泻、呕吐、痢疾、便血、背痛等。

12. 胃俞

(1) 定位:在背部,当第 12 胸椎棘突下,旁开 1.5 寸(见图 3-32)。

(2) 功用:健脾、和胃、降逆。主治胃疾、胃脘痛、呕吐、腹胀、肠鸣、多食善饥、身体消瘦、背痛等。

13. 三焦俞

(1) 定位:在腰部,当第 1 腰椎棘突下,旁开 1.5 寸(见图 3-32)。

(2) 功用:理气化湿。主治肠鸣、腹胀、腹泻、水肿、腰背强痛等。

14. 肾俞

(1) 定位:在腰部,当第 2 腰椎棘突下,旁开 1.5 寸(见图 3-32)。

(2) 功用:调补肾气、通利腰脊。主治腰痛,遗尿、遗精、阳痿、月经不调、带下等生殖泌尿系统疾病,以及耳鸣、耳聋。

15. 大肠俞

(1) 定位:在腰部,当第 4 腰椎棘突下,旁开 1.5 寸(见图 3-32)。

(2) 功用:理气降逆、调和肠胃。主治腹痛、腹胀、肠鸣、泄痢、便秘、腰脊痛、细菌性痢疾、肠梗阻、坐骨神经痛等。

16. 关元俞

(1) 定位:在腰部,当第 5 腰椎棘突下,旁开 1.5 寸(见图 3-32)。

（2）功用：培补元气、调理下焦。主治腰痛、腹胀、泄泻、痢疾、遗尿、消渴及膀胱炎等。

17. 膏肓

（1）定位：在背部，当第 4 胸椎棘突下，旁开 3 寸（见图 3－32）。

（2）功用：补虚益损、调理肺气。主治肺结核、支气管炎、哮喘、阳痿、遗精、慢性胃炎、胃出血、神经衰弱、胸膜炎、乳腺炎、贫血、各种慢性虚损性疾病等。

18. 承扶

（1）定位：在大腿后面，臀下横纹的中点（见图 3－33）。

（2）功用：消滞通便、舒筋活络。主治痔疾，泄泻，便难，小便不利，腰、骶、臀、股部疼痛，下肢麻痹或瘫痪，坐骨神经痛等。

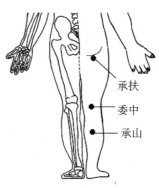

图 3－33　承扶、委中、承山穴位示意

19. 委中

（1）定位：腘横纹的中点，在腘窝正中，当股二头肌腱与半腱肌肌腱的中间（见图 3－33）。

（2）功用：理血泄热、舒筋活络。主治腰背痛、下肢痿痹等腰及下肢病证，腹痛，急性吐泻，小便不利，遗尿，疟疾，癫痫，中风昏迷，丹毒，疔疮等。

20. 承山

（1）定位：在小腿后面正中，委中与昆仑之间，当伸直小腿或足跟上提时腓肠肌肌腹下出现尖角凹陷处（见图 3－33）。

简便取穴：直立，两手上举按墙，足尖着地，在腓肠肌下部人字纹下取穴。

（2）功用：理气消滞、舒筋活络。主治腹痛、疝气、痔疮、脱肛、小腿痛、腰背痛、霍乱转筋、便秘、腓肠肌痉挛、坐骨神经痛、

沪上中医名家养生保健指南丛书

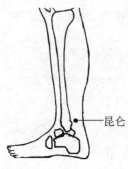

图3-34 昆仑穴位示意

下肢麻痹或瘫痪等。

21. 昆仑

(1) 定位:在足部外踝后方,当外踝尖与跟腱之间的凹陷处(见图3-34)。

(2) 功用:安神清热、舒筋活络。主治头痛、目眩、项强、鼻衄、腰痛、脚跟痛、小儿癫痫、难产、胞衣不下、下肢麻痹或瘫痪、坐骨神经痛、足踝关节及周围软组织疾患等。

八、足少阴肾经

见图3-35~3-37。

1. 涌泉

(1) 定位:在足底部,卷足时足底前部凹陷处,约当第2、3趾趾缝纹头端与足跟连线的前 1/3 与后 2/3 交点上(见图3-35)。

(2) 功用:开窍、泻热、降逆。主治昏厥、中暑、癫痫、小儿惊风等急症及神志病患,头痛,头晕,咯血,咽喉肿痛,小便不利,便秘,足心热,奔豚气等。

2. 太溪

(1) 定位:在足内侧,内踝后方,当内踝尖与跟腱之间的凹陷处(见图3-36)。

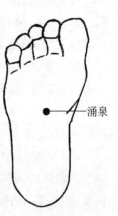

图3-35 涌泉穴位示意

(2) 功用:强健腰膝、滋阴补肾、调理冲任。主治肾虚证、阴虚五官病证、肺系疾病、腰脊痛及下肢厥冷、内踝肿痛、消渴、小便频数、便秘等。

3. 照海

(1) 定位:在足内侧,内踝尖下方凹陷处(见图3-36)。

（2）功用：醒脑开窍、利水消肿。主治癫痫、失眠等精神和神志病症；咽干咽痛、目赤肿痛等五官热性病症；月经不调、痛经、赤白带下等妇科病症；小便频数,癃闭,下肢痿痹等。

4. 大赫

（1）定位：在下腹部,当脐中下 4 寸,前正中线旁开 0.5 寸（见图 3 - 37）。

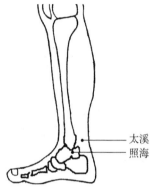
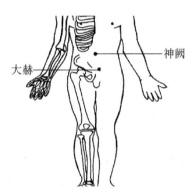

图 3 - 36　太溪、照海穴位示意　　图 3 - 37　大赫、神阙穴位示意

（2）功用：活血通经、利水消肿。主治阴部痛、子宫脱垂、遗精、带下、月经不调、痛经、泄泻、痢疾、阳痿、早泄及膀胱疾病等。

九、手厥阴心包经

见图 3 - 38。

1. 内关

（1）定位：在前臂掌侧,当曲泽与大陵的连线上,腕横纹上 2 寸,掌长肌腱与桡侧腕屈肌腱之间。

（2）功用：宁心安神、理气止痛。主治心痛、心悸、胸闷、胸痛等心胸病症；胃痛、呕吐、呃逆等胃疾；失眠、癫

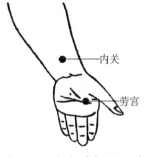

图 3 - 38　内关、劳宫穴位示意

痫等神志病症;上肢痹痛、偏瘫、手指麻木等。

2. 劳宫

(1) 定位:位于手掌心,当第 2、3 掌骨之间偏于第 3 掌骨,握拳屈指时中指尖处。

(2) 功用:祛热燥湿。主治心痛、心悸、癫狂、口疮、口臭。

十、手少阳三焦经

见图 3-39、图 3-40。

1. 中渚

(1) 定位:在手背部,当环指本节(掌指关节)的后方,第 4、5 掌骨间凹陷处(见图 3-39)。

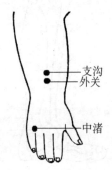

图 3-39　支沟、外关、中渚穴位示意

(2) 功用:清热通络、开窍益聪。主治头痛、目赤、耳鸣、耳聋、喉痹舌强、神经性耳聋、聋哑症、头痛头晕、喉头炎、角膜白斑等头面五官科病症,热病,肩背肘臂酸痛,手指不能屈伸,疟疾等。

2. 外关

(1) 定位:在前臂背侧,当阳池与肘尖的连线上,腕背横纹上 2 寸,尺骨与桡骨之间(见图 3-39)。

(2) 功用:补阳益气、祛除外邪。主治头痛、偏头痛、颊痛、目赤肿痛、耳鸣、耳聋等头面五官疾病,热病,胁肋痛,上肢痹痛,肘部酸痛,手臂疼痛,肋间神经痛,瘰疬等。

3. 支沟

(1) 定位:在前臂背侧,当阳池与肘尖的连线上,腕背横纹上 3 寸,尺骨与桡骨之间(见图 3-39)。

(2) 功用:疏利三焦、聪耳利胁。主治耳聋、耳鸣、暴喑、胁肋痛、便秘、瘰疬、热病等。

4. 翳风

（1）定位：在耳垂后，当乳突与下颌骨之间凹陷处。取正坐或侧伏，耳垂微向内折，于乳突前方凹陷处取穴（见图3-40）。

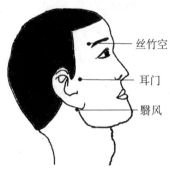

图3-40　丝竹空、耳门、翳风穴位示意

（2）功用：聪耳通窍、疏风泄热。主治耳聋耳鸣、头痛、牙痛、腮腺炎、下颌关节炎、口眼㖞斜等头面五官科疾病，以及痉病、狂疾、膈肌痉挛等。

5. 耳门

（1）定位：在面部，当耳屏上切迹的前方，下颌骨髁状突后缘，张口有凹陷处（见图3-40）。

（2）功用：开窍聪耳、泄热通络。主治耳鸣、耳聋、聤耳、齿痛、颌肿、眩晕等。

6. 丝竹空

（1）定位：在面部，当眉梢凹陷处（见图3-40）。

（2）功用：降浊除湿、开窍明目。主治目赤肿痛、眼睑眴动、头痛、齿痛、癫狂、癫痫等。

十一、足少阴胆经

见图3-41～图3-44。

1. 瞳子髎

(1) 定位:在面部,目外眦旁,当眶外侧缘处(见图3-41)。

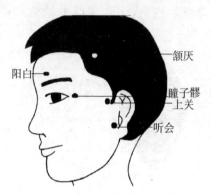

图3-41 足少阴胆经头部穴位示意

简便取穴:目外眦旁开0.5寸,眶骨外缘。

(2) 功用:疏散风热、明目止痛。主治目赤、目痛、目翳、头痛、口眼㖞斜等。

2. 听会

(1) 定位:在面部,当耳屏间切迹的前方,下颌骨髁突的后缘,张口有凹陷处(见图3-41)。

(2) 功用:开窍醒脑。主治耳鸣、耳聋、流脓、齿痛、下颌脱臼、口眼㖞斜、面痛、头痛等。

3. 上关

(1) 定位:在耳前,下关直上,当颧弓的上缘凹陷处(见图3-41)。

简便取穴:按取耳前颧骨弓上侧,张口时有孔处即是此穴。

(2) 功用:升清降浊、开窍醒脑。主治耳鸣、耳聋、聤耳、齿痛、面痛、偏头痛、口眼㖞斜、口噤、惊痫,瘛疭等。

4. 颔厌

(1) 定位:在头部鬓发上,当头维与曲鬓弧形连线的上1/4与下3/4交点处(见图3-41)。

（2）功用：清热散风、通络止痛。主治偏头痛、眩晕、耳鸣、齿痛、口眼㖞斜、瘰疬、惊痫等。

5. 阳白

（1）定位：在前额部，当瞳孔直上，眉上 1 寸（见图 3-41）。

简便取穴：眉中直上，前发际与眉中的下 1/3。

（2）功用：疏风清热、清头明目。主治面神经麻痹、夜盲、眶上神经痛、头痛、眩晕、视物模糊、目痛、眼睑下垂、面瘫等。

6. 风池

（1）定位：在项部，当枕骨之下，与风府相平，胸锁乳突肌与斜方肌上端之间的凹陷处（见图 3-42）。

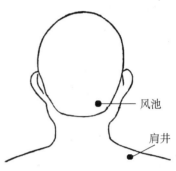

图 3-42　风池、肩井穴位示意

（2）功用：平肝熄风、祛风解毒。主治头痛、头晕、伤风感冒、鼻渊、鼻衄、目赤肿痛、迎风流泪、夜盲症、耳鸣、耳聋、颈项强痛、落枕、荨麻疹、丹毒、神经衰弱、癫痫、高血压、甲状腺肿、视疲劳、干眼症、电光性眼炎、视神经萎缩等。

7. 肩井

（1）定位：在肩上，前直乳中，当大椎与肩峰端连线的中点上（见图 3-42）。

简便取穴：医者以第 1 腕横纹按在患者肩胛冈下缘，拇指按在第 7 颈椎下，其余四指并拢按在肩上，食指靠在颈部，中指屈曲，中指尖处是穴。

（2）功用：祛风清热、活络消肿。主治高血压、脑卒中、神经衰弱、乳腺炎、功能性子宫出血、落枕、颈项肌痉挛、肩背痛、脑卒中后遗症、小儿脊髓灰质炎后遗症、肩周炎、颈椎病、头痛等。

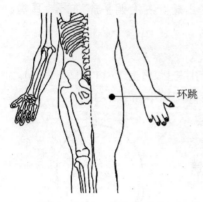

图 3-43　环跳穴位示意

8. 环跳

(1) 定位:在股外侧部,侧卧屈股,当股骨大转子最凸点与骶骨裂孔连线的外 1/3 与中 1/3 交点处(见图 3-43)。

简便取穴:侧卧屈股 90°,伸直腿,以拇指关节横纹按在股骨大转子最高点上,拇指指脊柱,当拇指点止处即是此穴。

(2) 功用:祛风化湿、强健腰膝。主治坐骨神经痛、下肢麻痹、脑血管病后遗症、腰腿痛、髋关节及周围软组织疾病、脚气病、感冒、神经衰弱、风疹、湿疹等。

9. 风市

(1) 定位:在大腿外侧部的中线上,当腘横纹上 7 寸。或直立垂手时,中指尖处(见图 3-44)。

简便取穴:直立,两手自然下垂,当中指尖所指处即是此穴。

(2) 功用:祛风除湿。主治腰腿酸痛、下肢痿痹、脚气、全身瘙痒、脑卒中后遗症、小儿脊髓灰质炎后遗症、坐骨神经痛、膝关节炎、荨麻疹等。

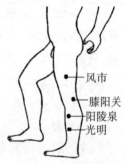

图 3-44　风市、膝阳关、阳陵泉、光明穴位示意

10. 膝阳关

(1) 定位:在膝外侧,当阳陵泉上 3 寸,股骨外上髁上方的凹陷处(见图 3-44)。

(2) 功用:舒筋活络、清热止痛。主治膝关节炎、下肢瘫痪、膝关节及周围软组织疾病、脚气、股外侧皮神经麻痹、坐骨神经痛等。

11. 阳陵泉

(1) 定位:在小腿外侧,当腓骨小头前下方凹陷处(见图3－44)。

(2) 功用:理气化湿、活血止痛。主治半身不遂、下肢痿痹、麻木、膝膑肿痛、脚气病、胁肋痛、口苦、呕吐、黄疸、小儿惊风、肝炎、胆囊炎、胆道蛔虫症、膝关节炎、小儿舞蹈病等。

12. 光明

(1) 定位:在小腿外侧,当外踝尖上5寸,腓骨前缘(见图3－44)。

(2) 功用:明目通窍。主治小腿酸痛、下肢痿痹、偏头痛、目痛、夜盲、近视、癫痫、乳房胀痛、白内障等。

十二、足厥阴肝经

见图3－45、图3－46。

1. 太冲

(1) 定位:在足背侧,当第1跖骨间隙的后方凹陷处(见图3－45)。

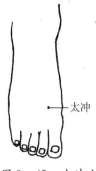

图3－45　太冲穴位示意

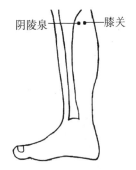

图3－46　膝关穴位示意

简便取穴:第1、2跖骨结合部前方凹陷处即是此穴。

(2) 功用:疏肝理气。主治头痛、眩晕、疝气、月经不调、癃闭、遗尿、小儿惊风、癫狂、痫证、胁痛、腹胀、黄疸、呕逆、咽痛嗌干、目赤肿痛、膝股内侧痛、足跗肿、下肢痿痹、夜晚磨牙等。

2. 膝关

（1）定位：在小腿内侧，当胫骨内髁的后下方，阴陵泉后1寸，腓肠肌内侧头的上部（见图3-46）。

（2）功用：升清降浊。主治膝膑肿痛、寒湿走注、历节风痛、下肢痿痹等下肢膝部疾病。

十三、督脉

见图3-47～图3-49。

1. 腰阳关

（1）定位：在腰部，当后正中线上，第4腰椎棘突下凹陷中（见图3-47）。

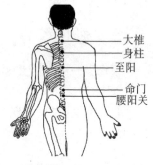

图3-47　督脉穴位示意

简便取穴：双手叉腰，摸到背部的髂嵴，与髂嵴相平的脊正中线上取穴。

（2）功用：祛寒除湿、舒筋活络。主治腰骶痛、月经不调、带下、遗精、阳痿、下肢麻痹等。

2. 命门

（1）定位：在腰部，当后正中线上，第2腰椎棘突下凹陷中（见图3-47）。

简便取穴：与脐相对的棘突下缘取穴，约平第12浮肋下缘。

（2）功用：培元固本、强健腰膝。主治虚损腰痛、遗尿、泄泻、遗精、阳痿、早泄、赤白带下、月经不调、汗不出等。

3. 至阳

（1）定位：在背部，当后正中线上，第7胸椎棘突下凹陷中（见图3-47）。

（2）功用:利胆退黄、宽胸利膈。主治咳嗽、气喘、黄疸、胸胁胀闷、脊背强痛、肝炎、胆囊炎、疟疾等。

4. 身柱

（1）定位:在背部,当后正中线上,第3胸椎棘突下凹陷中（见图3-47）。

（2）功用:补气壮阳。主治身热头痛、咳嗽、气喘、惊厥、癫狂、痫证、腰脊强痛、疔疮发背、咳嗽、喘息、脊背强痛、小儿风痫等。

5. 大椎

（1）定位:在后正中线上,第7颈椎棘突下凹陷中（见图3-47）。

（2）功用:清热解表、通阳益气。主治发热、疟疾、中暑、感冒、癫狂、痫证、癫痫、骨蒸潮热、盗汗、咳喘、脊背强急、颈项强直、角弓反张、肩颈疼痛、肺胀胁满、咳嗽喘急、风疹、小儿惊风、黄疸、落枕、小儿脊髓灰质火后遗症、小儿舞蹈病等。

6. 风府

（1）定位:在项部,当后发际正中直上1寸,枕外隆凸直下,两侧斜方肌之间凹陷处（见图3-48）。

（2）功用:清热散风、通关开窍。主治癫狂、痫证、癔病、中风不语、悲恐惊悸、半身不遂、眩晕、颈项强痛、咽喉肿痛、目痛、鼻衄等。

7. 百会

（1）定位:在头部,当前发际正中直上5寸,或两耳尖连线中点处（见图3-48）。

（2）功用:开窍醒脑、回阳固脱。主治头痛、目眩、鼻塞、耳鸣、中风、失语、脱肛、阴挺、久泻久痢等。

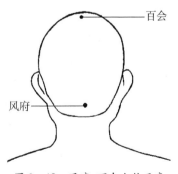

图3-48　风府、百会穴位示意

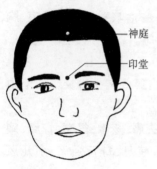

图 3-49　神庭穴位示意

8. 神庭

（1）定位：在头部，当前发际正中直上 0.5 寸（见图 3-49）。

（2）功用：清头散风、镇静安神。主治头痛、眩晕、目赤肿痛、泪出、目翳、雀目、鼻渊、鼻衄、癫狂、痫证、角弓反张等。

十四、任脉

见图 3-50。

1. 关元

（1）定位：在下腹部，前正中线上，当脐中下 3 寸。

（2）功用：培补元气、调和阴阳、导赤通淋，是保健强身长寿穴（用灸法）。主治子宫虚寒不孕、腰酸、阳痿、痛经、喘哮、癃闭、闭经、虚劳等。

2. 气海

（1）定位：在下腹部，前正中线上，当脐中下 1.5 寸。

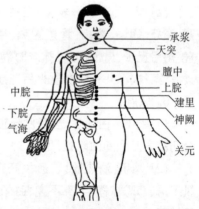

图 3-50　任脉穴位示意

（2）功用：培补元气。主治虚脱、形体羸瘦、脏气衰惫、乏力、水谷不化、绕脐疼痛、腹泻、痢疾、便秘、小便不利、遗尿、遗精、阳痿、疝气、月经不调、痛经、闭经、崩漏、带下、阴挺、产生恶露不尽、胞衣不下、水肿鼓胀、脘腹胀满、腰痛、食欲不振、夜尿症、儿童发育不良等。

3. 神阙

(1) 定位：在腹中部，脐中央。

(2) 功用：温阳救逆、利水固脱。主治泄痢、绕脐腹痛、脱肛、五淋、妇人血冷不受胎、脑卒中脱证、尸厥、角弓反张、水肿鼓胀、肠炎、痢疾、产后尿潴留等。

4. 下脘

(1) 定位：在上腹部，前正中线上，当脐中上2寸。

(2) 功用：理气和胃。主治脘痛、腹胀、呕吐、呃逆、食谷不化、肠鸣、泄泻、痞块、虚肿等。

5. 建里

(1) 定位：在上腹部，前正中线上，当脐中上3寸。

(2) 功用：和胃止痛。主治胃脘疼痛、腹胀、呕吐、食欲不振、肠中切痛、水肿等。

6. 中脘

(1) 定位：在上腹部，前正中线上，当脐中上4寸。

(2) 功用：理气和胃。主治腹胀、腹泻、腹痛、腹鸣、吞酸、呕吐、便秘、黄疸、食欲不振、目眩、耳鸣、精力不济、神经衰弱、恶心、胃灼热(烧心)、嗳气、慢性肝炎、慢性胃炎、胃痛等。

7. 上脘

(1) 定位：在上腹部，前正中线上，当脐中上5寸。

(2) 功用：和中降逆、利膈化痰。主治胃痛、呃逆、反胃、呕吐、癫狂、咳嗽痰多、黄疸等。

8. 膻中

(1) 定位：在胸部，当前正中线上，平第4肋间，两乳头连线的中点。

(2) 功用：理气宽胸。主治胸部疼痛、腹部疼痛、心悸、呼吸困难、咳嗽、过胖、过瘦、呃逆、乳腺炎、缺乳症、咳喘病等。

9. 天突

(1) 定位：在颈部，当前正中线上，胸骨上窝中央。

(2) 功用:宽胸理气、通利气道、降痰宣肺。主治气喘、咳嗽、暴喑、咽喉肿痛、呕逆、瘿瘤、梅核气等。

10. 承浆

(1) 定位:在面部,当颏唇沟的正中凹陷处。

(2) 功用:祛风通络、通调任督。主治口歪、齿龈肿痛、流涎、暴喑、癫狂等。

十五、经外奇穴

见图 3-51～图 3-55。

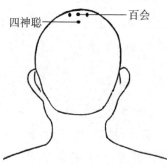

图 3-51 四神聪穴位示意

1. 四神聪

(1) 定位:在百会前、后、左、右各开 1 寸处,共有四穴(见图 3-51)。

(2) 功用:清头散风、镇静安神。主治失眠、头痛、头昏、神经性头痛、脑血管病、高血压、神经衰弱、精神病、小儿多动症、血管性痴呆、大脑发育不全等。

2. 印堂

(1) 定位:在额部,在两眉头的中间(见图 3-52)。

(2) 功用:明目通鼻、宁心安神。主治头痛、眩晕、失眠、结膜炎、睑缘炎、鼻炎、额窦炎、鼻出血、面神经麻痹、三叉神经痛、子痫、高血压、小儿惊风等。

3. 鱼腰

(1) 定位:在额部,瞳孔直上,眉毛中,仰卧或正坐仰靠取之(见图 3-52)。

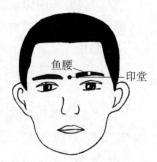

图 3-52 鱼腰、印堂穴位示意

（2）功用：镇惊安神、疏风通络。主治目赤肿痛、眼睑跳动、眼睑下垂、目翳、近视、急性结膜炎、面神经麻痹、三叉神经痛、眉棱骨痛、口眼㖞斜等。

4. 太阳

（1）定位：在颞部，当眉梢与目外眦之间，向后约 1 横指的凹陷处（见图 3-53）。

（2）功用：疏风通络、明目开窍。主治偏正头痛、高血压头痛、血管性头痛、急性结膜炎、电光性眼炎、眼底出血、青光眼、青少年近视眼、干眼症、睑腺炎（麦粒肿）、中心性视网膜炎、眩晕、感冒、面神经麻痹、三叉神经痛、牙痛等。

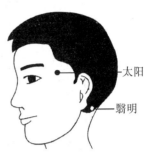

图 3-53　太阳、翳明穴位示意

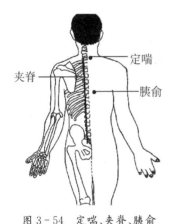

图 3-54　定喘、夹脊、胰俞穴位示意

5. 翳明

（1）定位：在项部，翳风后 1 寸（见图 3-53）。

（2）功用：明目聪耳、宁心安神。主治近视、远视、雀盲、早期白内障等。

6. 定喘

（1）定位：在背部，在第 7 颈椎棘突下，旁开 0.5 寸（见图 3-54）。

（2）功用：宣肺平喘、化痰止咳。主治哮喘、咳嗽、落枕、肩背痛、上肢疼痛不举等。

7. 夹脊

（1）定位：在背腰部，当第 1 胸椎至第 5 腰椎棘突下两侧，后正中线旁开 0.5 寸，一侧 17 个穴位（见图 3-54）。

沪上中医名家养生保健指南丛书

（2）功用：调节脏腑功能。主治范围较广,其中上胸部穴位治疗心肺、上肢疾病,下胸部穴位治疗胃肠疾病,腰部穴位治疗腰、腹及下肢疾病。

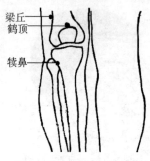

梁丘
鹤顶

犊鼻

图 3－55　鹤顶穴位示意

8. 胰俞(胃脘下俞)

（1）定位：在背部,第 8 胸椎棘突下,后正中线旁开 1.5 寸处(见图 3－54)。

（2）功用：健脾和胃、理气止痛。主治胃痛、腹痛、胸胁痛、消渴、咳嗽等。

9. 鹤顶

（1）定位：在膝上部,髌底的中点上方凹陷处(见图 3－55)。

（2）功用：舒筋通络、除痹止痛。主治下肢瘫痪、鹤膝风、脚气病、膝关节炎等。

第四章
常见老年疾病的针灸推拿防护方法

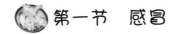
第一节　感冒

一、概述

　　感冒是常见的外感病，一年四季都可发生，秋冬发病率较高，属于现代医学的急性上呼吸道感染范畴。主要病原体是病毒，少数是细菌。主要表现为喷嚏、鼻塞、流清水样鼻涕，也可表现为咳嗽、咽干、咽痒或烧灼感。本病发病不分年龄、性别、职业和地区，免疫功能低下者易发。

　　感冒常见有普通感冒和流行性感冒。两者在感染病原体、临床症状、病情轻重、预后等方面有所差异。两者区别见表 4-1。本节重点讨论普通感冒的预防保健。

表 4-1　感冒分类及概念、特点

感冒	概念和特点
普通感冒	病毒感染引起，主要表现为喷嚏、鼻塞、流鼻涕等症状，也可表现为咳嗽、咽干、咽痒或烧灼感甚至鼻后滴漏感。一般 5～7 日痊愈
流行性感冒	简称流感，是由流感病毒引起的急性呼吸道传染病。起病急、高热、头痛、乏力、眼结膜炎和全身肌肉酸痛等中毒症状明显，严重危害人类生命安全

沪上中医名家养生保健指南丛书

普通感冒病情轻者俗称"伤风",重者为"重伤风"。主要病因是感受风邪所致,"风为百病之长",故风邪多与寒热暑湿之邪夹杂为患,因而临床表现有风寒、风热、暑湿等不同症状。中医依据辨证论治原则,采用祛风散寒、祛风清热、清暑祛湿等治疗方法达到治疗目的。

二、诊断要点

1. 症状 以鼻塞、流涕、咳嗽、头痛、恶寒、发热为主症。

(1)病情轻者:病程一般5～10日,症状逐渐改善,可自愈。

(2)病情重者:除上述主症外,部分患者伴有全身酸痛无力、高热等。

2. 检查

(1)血液检查:白细胞计数正常或偏低,伴淋巴细胞比例升高。细菌感染者可有白细胞计数与中性粒细胞增多和核左移现象。

(2)病原学检查:一般较少使用。必要时可用免疫荧光法、酶联免疫吸附法、血清学诊断或病毒分离鉴定等方法确定病毒的类型。细菌培养可判断细菌类型并做药物敏感试验以指导临床用药。

三、预防与养护方法

1. 艾灸

取穴:风池、大椎、风门、肺俞(图4-1)。

操作方法:取俯卧位,可采用温和灸方法,点燃艾条的一端,对准穴位皮肤,与皮肤距离保持3～5厘米,以感觉温热舒适而无灼痛感为宜;大椎、风门、肺俞区

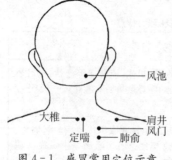

图4-1 感冒常用穴位示意

域也可以应用百笑灸灸筒或艾灸盒进行艾灸。每日 1 次。

治疗:3 次后观察疗效。本法适合于风寒型感冒。

2. 拔罐

取穴:大椎、风门、肺俞(见图 4 - 1)。

操作方法:患者俯卧位,将罐分别吸拔在穴位上,留罐 5～10 分钟,每周 3 次。

治疗:10 次后,中间休息 1 周,可继续治疗。本法可用于易感患者平素预防。

3. 刮痧

取穴:风池、大椎、肩井、风门、肺俞(见图 4 - 1)、曲池、外关、合谷(图 4 - 2)。

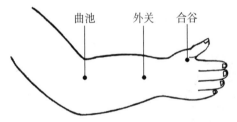

图 4 - 2　曲池、外关、合谷穴位示意

操作方法:先在刮痧穴位涂上润滑剂,肩背部穴位可沿风池穴从上往下刮,以局部出痧即可,手法不宜过重。发病时 2 日 1 次,平时预防感冒,每周 1 次。

治疗:6 次后,中间休息 1 周,可继续治疗。

4. 耳穴贴压

取穴:肺、神门、风溪、耳尖(图 4 - 3)。

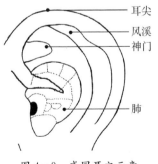

图 4 - 3　感冒耳穴示意

沪上中医名家养生保健指南丛书

操作方法:在选定穴上探得敏感点后,将粘有磁珠或王不留行子的耳穴胶布贴敷其上,每次取一侧耳穴。嘱患者每日按压3～4次。隔日贴敷1次,双耳交替。高热患者,可在耳尖放血数滴。

治疗:6次后观察疗效。

5. 穴位贴敷

取穴:大椎、风门、肺俞、定喘(见图4-1)。

药物组成:白芥子、甘遂、细辛、丁香、苍术、川芎。

操作方法:以上药物等量研末,以生姜汁为辅料调为糊状,敷贴前用乙醇棉球清洁穴位皮肤,将药糊敷于穴位上,每次2～4个穴位,用胶布贴敷。以皮肤潮红为度,2～4小时后去除。每日1次。

治疗:6次后观察疗效。

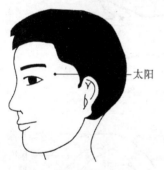

太阳

图4-4 太阳穴位示意

6. 推拿按摩

取穴:风池、大椎、风门、肺俞(见图4-1)、太阳(图4-4)。

操作方法:风池采用点按手法,使穴位产生酸胀感。大椎、风门、肺俞采用推摩法,从上往下,使穴位产生热感,推至患者微微出汗即可。太阳穴可用一指禅推法,缓解头痛症状。

治疗:6次后,中间休息1周,可继续治疗。

7. 食疗

(1) 生姜葱白红糖茶

原料和制法:生姜3片,葱白3段,红糖15克。生姜、葱白煮沸后去渣,加入红糖。

用法:代茶频频温服。

功效:祛风散寒,适用于风寒感冒。

(2) 玉屏风老鸭汤

原料和制法:黄芪 15 克,防风 6 克,白术 10 克,老鸭半只。将老鸭洗净后加入药材、水适量武火炖开,再用文火慢炖 1 小时。

用法:加调料调味,喝汤吃肉。

功效:补气固表,适用于体虚易感患者。

(3) 桑菊薄荷饮

原料和制法:桑叶、菊花、薄荷、甘草各 10 克,混合后用开水冲泡。

用法:代茶频饮。

功效:祛风清热,适用于风热感冒。

(4) 萝卜饮

原料和制法:白萝卜 250 克,切片加水适量煮开后,小火沸 10 分钟即可。

用法:加白糖适量温服。

功效:祛风清热,适用于风热感冒。

✚ 老中医的话

本病以感受外邪为主,中医治疗以解表为主,待病情缓解或痊愈后,对易感患者可采用固表、补气等治疗方案,提高机体抗病能力。

在特定穴位上艾灸、拔罐、刮痧、耳穴贴压、穴位敷贴、推拿按摩等可以起到祛风解表、散寒等作用,故能有效缓解或治愈感冒。

中西医结合治疗可提高疗效。西药使用上,明确病毒感染引起,采用抗病毒方法可以缓解病情,细菌感染者可用抗生素治疗,但不宜过量使用。中药治疗需要分清风寒感冒和风热感冒,风寒感冒表现为恶寒重、发热轻、无汗、鼻塞、流清涕、咳嗽吐稀白痰、头痛身痛、口不渴或渴喜热饮、苔薄白。治法应以辛温解表为主，可以服用感冒清热冲剂、正柴胡饮冲剂等。风热感冒表现为发热重、微恶风、有汗、鼻塞黄涕、口渴喜饮、咳嗽、痰黏或黄、咽喉红肿疼痛、苔薄白微黄。治法应以辛凉解表为主，可以服用银翘解毒丸、双黄连口服液、清热解毒口服液等。

✚ 温馨·小·贴士

感冒发生多以感受外邪为诱因，正气不足为内在病因。

感冒时应注意区分何种类型的感冒，最常见的有风寒、风热感冒之区别。当感冒发生时要首先区别感冒的类型，明确感冒的病因病机，从而给予相应的治疗，否则容易导致疗效不佳，病情迁延。

"正气存内，邪不可干，邪之所凑，其气必虚"，归根到底，感冒的发生主要还是内在正气不足。因此，对于易感患者，除了注意四时节气变化，及时调整出行穿着外，提升正气是关键所在，中医在治未病方面有着独特的优势。

此外，加强身体锻炼。夏季人体阳气升腾在外，肌肤腠理疏松，不宜长时间待在空调房内，可适当运动，促进汗液代谢，排出寒气。

第二节　支气管哮喘

一、概述

支气管哮喘是由多种细胞（如嗜酸性粒细胞、肥大细胞、T细胞、中性粒细胞、气道上皮细胞等）和细胞组分参与的气道慢性炎症性疾病。这种慢性炎症与气道高反应性相关，通常出现广泛多变的可逆性气流受限，并引起反复发作性的喘息、气急、胸闷或咳嗽等症状，常在夜间和(或)清晨发作、加剧，多数患者可自行缓解或经治疗缓解。支气管哮喘如诊治不及时,随病程的延长可产生气道不可逆性缩窄和气道重塑。因此,合理的防治至关重要。

中医学对哮喘的治疗应首先辨明哮喘之虚实,并注意寒热的相兼和转化。除辨虚实寒热的证候外,还须细辨有无痰壅。一般认为,急性哮喘发作期多属实证,主要表现为突然发病,胸膈满闷,呼吸急促,喉中有哮鸣音,呼气延长,被迫起坐,不得平卧,重者可见面色苍白或发绀,大汗淋漓。哮喘缓解期多属虚证。久病反复发作者可虚实夹杂。

二、诊断要点

1. 症状　本病临床表现主要为发作性伴有哮鸣音的呼气性呼吸困难或发作性胸闷和咳嗽。

(1) 体位:严重者被迫采取坐位或呈端坐呼吸。

(2) 咳嗽:干咳或咳大量白色泡沫痰,甚至出现发绀等,有时咳嗽可为唯一的症状。

(3) 发作时间:哮喘症状可在数分钟内发作,经数小时至数天,用支气管舒张药或自行缓解。某些患者在缓解数小时后可再次发作。在夜间及凌晨发作和加重常是哮喘的特征之一。

2. 检查

(1) 痰液检查:涂片在显微镜下可见较多嗜酸性粒细胞。

(2) 呼吸功能检查:常用有通气功能检测、支气管舒张试验、支气管激发试验、最大呼气流量(PEF)及其变异率测定。

(3) 动脉血气分析:哮喘发作时由于气道阻塞且通气分布不均,通气/血流比值失衡,可致肺泡-动脉血氧分压差增大;严重发作时可有缺氧,PaO_2 降低,由于过度通气可使 $PaCO_2$ 下降,pH上升,表现为呼吸性碱中毒。若重症哮喘,病情进一步发展,气道阻塞严重,可有缺氧及 CO_2 滞留,$PaCO_2$ 上升,表现为呼吸性酸中毒。若缺氧明显，可合并代谢性酸中毒。

(4) 胸部 X 线检查：哮喘发作时可见双肺透亮度增加，呈过度充气状态；缓解期多无明显异常。如并发呼吸道感染，可见肺纹理增加及炎性浸润阴影。同时要注意肺不张、气胸或纵隔气肿等并发症的存在。

(5) 特异性变应原的检测：哮喘患者大多伴有过敏体质，对众多的变应原和刺激物敏感。测定变应性指标结合病史有助于对患者的病因诊断和脱离致敏因素的接触。

三、预防与养护方法

1. 艾灸

取穴：大椎、风门、肺俞、膏肓(图 4-5)、天突(图 4-6)。

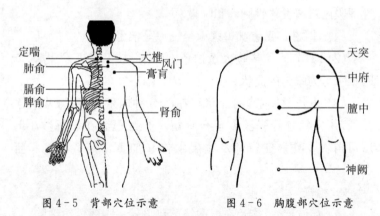

图 4-5　背部穴位示意　　　图 4-6　胸腹部穴位示意

操作方法：背部穴位采用俯卧位，天突采用仰靠坐位。背部可用艾条或百笑灸灸筒或艾灸盒艾灸，天突宜采用艾条灸。艾条灸每个穴位 10～15 分钟，以穴位局部发红有温热感为宜，注意预防烫伤。

治疗：10 次后，中间休息 3 日，可继续治疗。

2. 拔罐

取穴：大椎、风门、肺俞、脾俞、肾俞(见图 4-5)。

沪上中医名家养生保健指南丛书

操作方法:患者俯卧位,将罐分别吸拔在穴位上,留罐5~10分钟,每周3次。

治疗:10次后,中间休息1周,可继续治疗。

3. 刮痧

取穴:定喘、风门、肺俞、膏肓、脾俞、肾俞(见图4-5)、尺泽、列缺、鱼际(图4-7)、丰隆(图4-8)。

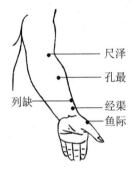

图4-7 上肢穴位示意

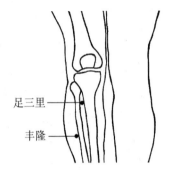

图4-8 下肢穴位示意

操作方法:先刮背部穴位,采用俯卧位,从上往下刮,局部出痧即可。再刮上肢内侧穴位,由上而下刮30次左右,重刮尺泽、列缺、鱼际。最后重刮丰隆。发作期,根据患者身体承受力,刮拭力度可以稍大,速度可稍快;缓解期,刮拭速度宜慢,轻柔。发作期刮痧以3~7日1次为宜,缓解期刮痧可以2日1次,也可隔衣做保健刮。

治疗:10次后,间隔5~7日,可继续治疗。

4. 耳穴贴压

取穴:平喘、肾上腺、肺、气管、神门、内分泌(图4-9)。

操作方法:在选定穴上探得敏感点后,将粘有磁珠或王不留行子的耳穴胶布贴敷其上,每次取一侧耳穴。嘱患者每日按压3~4次。隔日贴敷1次,双耳交替。

治疗:10次后,间隔5~7日,可继续治疗。

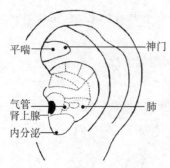

平喘　　　　　　神门

气管
肾上腺　　　　　　肺
内分泌

图 4-9　支气管哮喘耳穴示意

5. 穴位贴敷

取穴:大椎、定喘、肺俞、脾俞、肾俞、天突、足三里(见图4-5、图4-6、图4-8)。

药物组成:白芥子、甘遂、细辛、丁香、苍术、川芎。

操作方法:以上药物等量研末,以生姜汁为辅料调为糊状,敷贴前用乙醇棉球清洁穴位皮肤,将药糊敷于穴位上,每次2~4个穴位,用胶布贴敷。以皮肤潮红为度,2~4小时后去除。每日1次。

治疗:6次后,休息1日,可继续治疗。也可于每年农历的初伏、中伏、末伏各贴1次,共贴3次,即"三伏灸",连贴3年。

6. 推拿按摩

取穴:定喘、风门、肺俞、膏肓、鱼际(见图4-5、图4-7)。

操作方法:背部腧穴采用俯卧位,先用拇指点按穴位,以穴位有酸胀感为宜;再用掌根按揉。上肢穴位采用点按手法,使穴位产生酸胀感。

治疗:6次后,休息1日,可继续治疗。

7. 食疗

(1) 半夏雪梨汤

原料和制法:雪梨1个,半夏10克,冰糖少许。隔水蒸熟,吃时去掉半夏。

用法:每日1次温服。

功效:化痰止咳,适用于痰多、气喘、咳嗽者。

(2) 银杏红枣糯米粥

原料和制法:银杏8枚,红枣10枚,糯米50克。将银杏、红枣、糯米加水适量煮粥。

用法:每日早晚2次分服,15日为1个疗程,可连服3个疗程。

功效：止咳平喘，适用于哮喘缓解期。

（3）玉参老鸭汤

原料和制法：玉竹、沙参各 50 克，老鸭 1 只。将老鸭宰杀后洗净，放砂锅内，再放入沙参、玉竹，加水适量。先用武火烧沸，再用文火焖煮 1 小时以上，使鸭肉煮烂，放入调料。

用法：每日 2 次，吃肉喝汤。

功效：益气养阴，适用于哮喘缓解期。

✚ 老中医的话

本病关键为痰饮内伏，中医治疗急性期以降气平喘、止咳化痰为主要治法，缓解期则采用补肾纳气平喘为主。

在特定穴位上艾灸、拔罐、刮痧、耳穴贴压、穴位敷贴、推拿按摩等可以肃降肺气、止咳化痰，故能有效缓解哮喘发作。

中西医结合治疗可提高疗效。西药使用上，以支气管舒张药为主（如 β_2 肾上腺受体激动剂——沙丁胺醇、特步他林等），能有效缓解急性发作时的症状。

✚ 温馨·小·贴士

哮喘发作多为痰饮内伏，感受外邪或情志因素而诱发。

患者平素宜注意防寒保暖，避免接触能诱发哮喘发作的物品，如各种强烈刺激性气味、宠物毛发等。

本病缓解时如常人，受诱发因素刺激则可急性发病，故哮喘患者平素宜备平喘药物，紧急发病时有效缓解病情，为进一步诊治赢得宝贵时间。

此外，哮喘患者宜加强身体锻炼，提高机体抗病能力，但不宜做过于剧烈的运动，太极拳、八段锦、易筋经等动作较为舒缓，可作为运动的主要方式。

第三节　慢性支气管炎

一、概述

慢性支气管炎是气管、支气管黏膜及其周围组织的慢性非特异性炎症。临床上以咳嗽、咳痰为主要症状,每年发病持续3个月,连续2年或2年以上。排除具有咳嗽、咳痰、喘息症状的其他疾病(如肺结核、肺尘埃沉着症、肺脓肿、心脏病、心功能不全、支气管扩张、支气管哮喘、慢性鼻咽炎、食管反流综合征等),本病发病多由于吸入有害气体和有害颗粒,如香烟、烟雾、粉尘、刺激性气体(二氧化硫、二氧化氮、氯气、臭氧)以及感染病毒、支原体、细菌等因素,导致气道上皮细胞损伤、纤毛运动减退、巨噬细胞吞噬能力降低,气道净化功能下降。同时刺激黏膜下感受器,使副交感神经功能亢进,使支气管平滑肌收缩、腺体分泌亢进,杯状细胞增生,黏液分泌增加,气道阻力增加,最终导致疾病的发生。本病大部分患者经治疗及预防,病情可控制,不影响工作、学习;部分患者可发展成阻塞性肺疾病,甚至肺心病,预后不良。它是一种严重危害人民健康的常见病,尤以老年人多见。故预防显得尤为重要。

慢性支气管炎属于中医学"内伤咳嗽""痰饮"的范畴,病变脏腑以肺、脾、肾为主。基本病机主要为肺肾阴虚,脾虚痰湿蕴肺,肺气上逆。前期咳嗽痰多色白,中后期则表现为干咳,或咳嗽有痰,痰中带血等阴虚内热症状。

二、诊断要点

1. 症状　多缓慢起病,病程较长,反复急性发作而加重。主要症状有慢性咳嗽、咳痰,或伴有喘息。急性加重系指咳嗽、咳痰、喘息等症状突然加重。急性加重的主要原因是呼吸道感染,病原体可以是病毒、细菌、支原体和衣原体等。

(1) 咳嗽:一般晨间咳嗽为主,睡眠时有阵咳或排痰。

(2) 咳痰:起床后或体位变动引起刺激排痰,常以清晨排痰较多,痰液一般为白色黏液或浆液泡沫性,偶可带血。急性发作伴有细菌感染时,则变为黏液脓性,咳嗽和痰量亦随之增加。

(3) 喘息或气急:喘息明显者称为喘息性支气管炎,部分可能合伴支气管哮喘。若伴肺气肿时可表现为劳动或活动后气急。

2. 检查

(1) X 线检查:早期可无异常,反复发作引起支气管壁增厚,细支气管或肺泡间质炎症细胞浸润或纤维化,表现为肺纹理增粗、紊乱、呈网状或条索状、斑点状阴影,以双下肺野明显。

(2) 呼吸功能检查:早期无异常。如有小气道阻塞时,最大呼吸流速-容量曲线在 75% 和 50% 肺容量时,流量明显降低。发展到气道狭窄或有阻塞时,就有阻塞性通气功能障碍的肺功能表现。

(3) 血液检查:发作期或并发肺部感染时,可见白细胞计数及中性粒细胞增多。喘息型者嗜酸性粒细胞可增多。缓解期多无变化。

(4) 痰液检查:可培养出致病菌。

三、预防与养护方法

1. 艾灸

取穴:肺俞、膏肓、肾俞(图 4 - 10)。

操作方法:取俯卧位,可采用温和灸方法,点燃艾条的一端,对准穴位皮肤,与皮肤距离保持 3～5 厘米,以感觉温热舒适而无灼痛感为宜;也可以应用百笑灸灸筒或艾灸盒进行艾灸。每日艾灸 1 次,每个穴位依次艾灸 10～15 分钟,以局部皮肤出现红晕为度。

治疗:10 次后,中间休息 3 日,可继续治疗。

沪上中医名家养生保健指南丛书

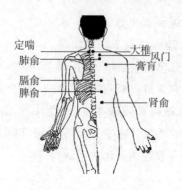

定喘　肺俞　膈俞　脾俞　　大椎　风门　膏肓　肾俞

图4-10　背部穴位示意

2. 拔罐

取穴:大椎、风门、肺俞、肾俞(见图4-10)。

操作方法:患者俯卧位,每次从上述穴位中选择3～4个穴位,将罐分别吸拔在穴位上,留罐5～10分钟,每周3次。

治疗:10次后,中间休息1周,可继续治疗。

3. 刮痧

取穴:①风门、肺俞、膏肓、肾俞(见图4-10)。②尺泽、孔最、鱼际(图4-11)、足三里、丰隆(图4-12)、三阴交(图4-13)。

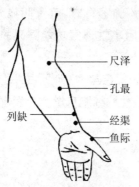

列缺　尺泽　孔最　经渠　鱼际

图4-11　上肢穴位示意

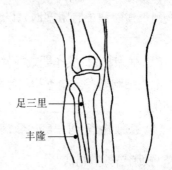

足三里　丰隆

图4-12　足三里、丰隆穴位示意

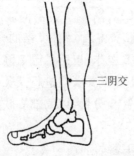

三阴交

图4-13　三阴交穴位示意

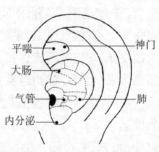

平喘　大肠　气管　内分泌　神门　肺

图4-14　慢性支气管炎耳穴示意

操作方法：从上到下刮拭背部双侧风门、肺俞、膏肓、肾俞。先刮上肢再刮下肢。两组穴位交替使用，每周 1 次。

治疗：6 次后，休息 1 周，可继续治疗。

4. 耳穴贴压

取穴：气管、肺、大肠、平喘、神门（图 4 - 14）。

操作方法：在选定穴上探得敏感点后，将粘有磁珠或王不留行子的耳穴胶布贴敷其上，每次取一侧耳穴。嘱患者每日按压 3～4 次。隔日贴敷 1 次，双耳交替。

治疗：10 次后，间隔 5～7 日，可继续治疗。

5. 穴位贴敷

取穴：定喘、风门、肺俞、膏肓、肾俞（见图 4 - 10）、足三里、丰隆（见图 4 - 12）、膻中（图 4 - 15）。

药物组成：白芥子、甘遂、细辛、丁香、苍术、川芎。

操作方法：以上药物等量研末，以生姜汁为辅料调为糊状，敷贴前用乙醇棉球清洁穴位皮肤，将药敷于穴位上，每次 2～4 个穴位，用胶布贴敷。以皮肤潮红为度，2～4 小时后去除。每日 1 次。

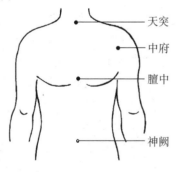

图 4 - 15　腹部穴位示意

治疗：6 次后观察疗效。

6. 推拿按摩

取穴：定喘、风门、肺俞、膏肓（见图 4 - 10）、中府、膻中（见图4 - 15）、孔最、经渠、列缺、鱼际（见图 4 - 11）。

操作方法：背部穴位可采用俯卧位；中府、膻中以及上肢穴位采用仰卧位。采用点按手法点按穴位，以产生酸胀感为度，每个穴位点按 2～3 分钟。

治疗：6 次后休息 1 日，开始下一次治疗。

沪上中医名家养生保健指南丛书

7. 食疗

(1) 川贝冰糖炖雪梨

原料和制法:川贝 3 克,冰糖适量,雪梨 1 个。将雪梨去心,放入川贝及冰糖炖熟。

用法:炖熟温服,每日 1 次。

功效:润肺化痰,适用于本病见咳嗽痰多色黄者。

(2) 鲜藕汁蜂蜜饮

原料和制法:鲜藕汁 100～150 毫升,蜂蜜 15～30 毫升。将两者混合调匀。

用法:调匀内服,每日 1 次。

功效:化痰止咳,适用于肺热咳嗽、咽痛,痰中带血疗效较好。

(3) 苏子粳米粥

原料和制法:苏子 15 克,粳米 100 克。将苏子研粉后与粳米一同煮粥。

用法:加适量白糖调味温服,每日 2 次。

功效:降气止咳,适用于肺气上逆、咳嗽严重者。

(4) 四仁粥

原料和制法:白果仁、甜杏仁各 100 克,胡桃仁、花生仁各 200 克。共捣碎,每日早晨取 20 克,加水 1 小碗,煮数沸后打入鸡蛋 1 个。

用法:加冰糖适量顿服,每日 1 次。

功效:降气化痰止咳。

✚ 老中医的话

本病以虚为主,伴有虚实夹杂。中医以止咳化痰、降气平喘为主要治法。对于病程较短、证型偏实者,治疗偏于攻邪;对于久病患者,则偏于虚为主,此时治疗不可过于峻猛,以防伤正。

沪上中医名家养生保健指南丛书

在特定穴位上艾灸、拔罐、刮痧、耳穴贴压、穴位敷贴、推拿按摩等可以有效改善肺、脾、肾功能,达到化痰止咳攻邪之效用,促进机体痊愈。

中西医结合治疗可提高疗效。西药对于急性发作伴有严重喘证者,能迅速缓解症状,平稳期采用中医治疗则能达到治本的效果。

➕ 温馨小贴士

慢性支气管炎由六淫外邪犯肺,脏腑功能失调,内邪干肺,导致肺失宣绛,肺气上逆而发病。因此,患者应注意四时寒暑节气变化,及时调整穿着,尽量避免感冒、发热等疾病。

饮食方面,可参考上面食疗,禁食生冷、黏滑、肥厚滋腻食物,预防损伤脾胃,有效避免痰浊内生,上逆犯肺导致病情加重。

此外,多进行有氧深呼吸运动,能有助于进行肺泡内外气体交换,吸入清气,呼出浊气,达到理气止咳功效。

第四节　慢性胃炎

一、概述

慢性胃炎是由各种病因引起的胃黏膜慢性炎症。本病在各种胃病中发病率居于首位,年龄越大发病率越高。临床症状主要表现为上腹痛或不适、上腹胀、早饱、嗳气、恶心等消化不良症状。本病的发生主要与感染幽门螺杆菌、饮食、环境、自身免疫、十二指肠液反流等因素有关。

慢性胃炎分为3类:非萎缩性(以往称浅表性)、萎缩性和特殊类型(表4-2)。

表4-2　慢性胃炎分类及概念和特点

慢性胃炎	概念和特点
非萎缩性	指不伴有胃黏膜萎缩性改变、胃黏膜层见以淋巴细胞和浆细胞为主的慢性炎症性细胞浸润的慢性胃炎。根据炎症部位可分为胃窦胃炎、胃体胃炎和全胃炎
萎缩性	是指胃黏膜已发生了萎缩性改变的慢性胃炎。本类型还可分为多灶萎缩性胃炎和自身免疫性胃炎
特殊类型	本类型种类较多,由不同病因所致,临床较为少见

慢性胃炎属于中医学"胃脘痛"的范畴。导致本病的病因包括外感和内伤两大类。外感主要是感受外邪,饮食不洁或不节;内因多为七情内伤,脾胃虚弱。基本病机为邪结中焦,致脾胃升降失职;或肝失疏泄,横逆克脾犯胃;或脾胃虚弱,中州濡养无权导致邪气内阻,中土失运,气机运化失司。

一、诊断要点

1. 症状　由幽门螺杆菌引起的慢性胃炎,多数患者无症状;有症状者表现为上腹痛或不适、上腹胀、早饱、嗳气、恶心等消化不良症状。

2. 检查

(1) 胃镜及活组织检查:胃镜检查并同时取活组织做病理组织学检查是诊断慢性胃炎的最可靠方法。内镜下非萎缩性胃炎可见红斑、黏膜粗糙不平、出血点/斑、黏膜水肿、渗出等基本表现。内镜下萎缩性胃炎有两种类型,即单纯萎缩性胃炎和萎缩性胃炎伴增生。前者主要表现为黏膜红白相间(白相为主)、血管显露、色泽灰暗;后者主要变现为黏膜呈颗粒状或结节状。

(2) 幽门螺杆菌检测:幽门螺杆菌检测有助于病因诊断,部分患者结果为阳性。

(3) 自身免疫性胃炎的相关检查:疑为自身免疫性胃炎者应检测血 PCA 和 IFA,如为该病 PCA 多呈阳性,伴恶性贫血时

IFA 多呈阳性。

（4）血清胃泌素 G17、胃蛋白酶原Ⅰ和Ⅱ测定：属于无创性检查，有助于判断萎缩是否存在及其分布部位和程度。

三、预防与养护方法

1. 艾灸

（1）取穴：①肝俞、脾俞、胃俞（图 4 - 16）；②中脘、下脘（图 4 - 17）、梁丘、足三里（图 4 - 18）。

（2）操作方法：肝俞、脾俞、胃俞进行艾灸时，取俯卧位，可采用温和灸方法，点燃艾条的一端，对准穴位皮肤，与皮肤距离保持 3～5 厘米，以感觉温热舒适而无灼痛感为宜；也可以应用百笑灸。灸筒或或艾灸盒进行艾灸。中脘、下脘进行艾灸时，

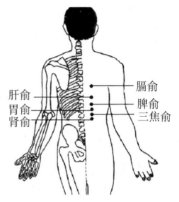

图 4 - 16　背部穴位示意

取仰卧位，可以采用回旋灸或百笑灸灸筒或艾灸盒艾灸，以感觉温热舒适而无灼痛感为宜。足三里、梁丘可采用坐位艾灸。每次可选择 3～5 个穴位进行艾灸，每个穴位依次艾灸10～15 分钟，

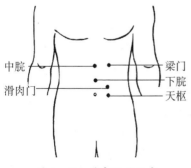

图 4 - 17　腹部穴位示意

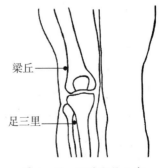

图 4 - 18　下肢穴位示意

沪上中医名家养生保健指南丛书

以局部皮肤出现红晕为度。两组穴位交替使用,每日艾灸1次。

治疗:10次后观察疗效,中间休息3日后可继续治疗。

2. 拔罐

(1) 方法一

取穴:膈俞、肝俞、脾俞、胃俞、三焦俞、肾俞(见图4-16)。

操作方法:患者俯卧位,每次从上述穴位中选择3~4个穴位,将罐分别吸拔在穴位上,留罐5~10分钟,每周3次。

治疗:10次后观察疗效,中间休息1周后,可继续治疗。

(2) 方法二

取穴:中脘、下脘、梁门、滑肉门、天枢(见图4-17)。

操作方法:患者俯卧位,每次从上述穴位中选择3~4个穴位,将罐分别吸拔在穴位上,留罐5~10分钟,每周3次。

治疗:10次后观察疗效,中间休息1周,可继续治疗。

3. 刮痧

取穴:肝俞、脾俞、胃俞、三焦俞(见图4-16)、梁丘、足三里(见图4-18)。

操作方法:背部穴位取俯卧位从上到下刮拭双侧肝俞、脾俞、胃俞、三焦俞;足三里、梁丘取坐位刮拭。以局部出痧或微红即可。

治疗:6次后观察疗效,中间休息1周,可继续治疗。

4. 耳穴贴压

取穴:肝、脾、胃、神门、皮质下(图4-19)。

操作方法:在选定穴上探得敏感点后,将粘有磁珠或王不留行子的耳穴胶布贴敷其上,每次取一侧耳穴。嘱患者每日按压3~4次。隔日贴敷1次,双耳交替。

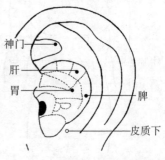

图4-19 慢性胃炎耳穴示意

治疗：10 次后，间隔 5～7 日，再进行治疗。

5. 穴位贴敷

取穴：脾俞、胃俞、中脘、天枢、气海、足三里（见图 4 - 16～图4 -18）。

药物组成：花椒、丁香、桂枝、白术、茯苓、砂仁、生半夏。

操作方法：以上药物等量研末，以生姜汁为辅料调为糊状，敷贴前用乙醇棉球清洁穴位皮肤，将药糊敷于穴位上，每次 2～4 个穴位，用胶布贴敷。以皮肤潮红为度，2～4 小时后去除。每日 1 次。

治疗：6 次后，间隔 1 日，再进行治疗。

6. 推拿按摩

取穴：肝俞、脾俞、胃俞（见图 4 - 16）、中脘、下脘、梁门、滑肉门、天枢（见图 4 - 17）、梁丘、足三里（见图 4 - 18）。

操作方法：肝俞、脾俞、胃俞采用俯卧位，对上述穴位进行点按或按揉，以产生酸胀感为度，每个穴位点按 3～5 分钟；中脘、下脘、梁门、滑肉门、天枢、梁丘、足三里可采用一指禅推法或点按穴位，每次选用 3～4 个穴位，每个穴位点按 3～5 分钟，点按结束后进行顺逆时针摩腹，顺时针摩腹 36 下，逆时针摩腹 36 下。

治疗：6 次后，间隔 1 日，再进行治疗。

7. 食疗

（1）粳米砂仁粥

原料和制法：砂仁细末 5 克，粳米 60 克。粳米加水煮好后，调入砂仁末，再煮沸 1～2 分钟后即可。

用法：早晚温服。

功效：理气止痛，适用于慢性胃炎属脾胃虚寒、脾胃气滞型。对脘腹冷痛、食欲不振、胀满胀痛、恶心呕吐等症有效。

（2）山楂麦芽茶

原料和制法：生山楂片 15 克，炒麦芽 20 克。用开水沏泡，

沪上中医名家养生保健指南丛书

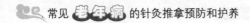

泡开后加红糖适量。

用法:每日频频温服,不拘次数。

功效:健脾和胃,消食导滞,适用于慢性胃炎脘腹胀满、嗳腐吞酸等症。

(3) 山药百合粥

原料和制法:山药 30 克,百合 15 克,粳米 100 克。将 3 种原料混合加水适量一同煮粥。

用法:加白糖适量调味温服,每日 2 次。

功效:益气养阴,适用于慢性胃炎属气阴两虚者。

(4) 萝卜粳米粥

原料和制法:鲜萝卜汁 100 毫升,粳米 100 克。将鲜萝卜洗净,切块捣烂取汁或用榨汁机取汁 100 毫升,同粳米一块加水 500 毫升,煮成稀粥。

用法:温热服用,早晚 2 次。

功效:疏肝理气,适用于慢性胃炎属肝胃气滞者。

(5) 党参大枣茶

原料和制法:党参 15 克,大枣 9 枚,陈皮 3 克。将上 3 味药煎汤代茶饮。

用法:温热服用,每日 2 次。

功效:益气健脾养胃,适用于慢性胃炎。

(6) 花生乌贼骨面

原料和制法:乌贼骨、生花生仁、炒花生仁各 150 克。将上 3 种配料共碾成细粉末,搅匀后装入容器中备用。

用法:每日 3 次,每次服用 1～2 匙。

功效:制酸消炎,养胃止痛。适用于慢性胃炎胃酸分泌过多、反酸嘈杂等症。

✚ 老中医的话

本病虚实夹杂,中医以理气止痛为主要治法,对本病有着较好疗效,对症治疗多能收效。

在特定穴位上进行艾灸、拔罐、刮痧、耳穴贴压、穴位敷贴、推拿按摩等治疗,可以疏通经络、健脾益气、疏肝和胃、理气止痛,改善慢性胃炎各种症状。

中西医结合治疗可提高疗效。西药对于慢性胃炎急性痉挛性疼痛,能有效缓解症状,缓解期采用中医中药治疗可达到治本之目的。

✚ 温馨·小·贴士

慢性胃炎多由外感六淫、饮食不节、情志失调致使脾胃升降失职,或肝失疏泄、横逆克脾犯胃,或脾胃虚弱、中州濡养无权导致。

脾胃作为人体消化系统一个重要组成部分,在食物吸收过程中起着至关重要作用。饮食方面尽量做到定时定量、细嚼慢咽,同时食物应要煮到软、烂、稀,易消化。

此外,许多慢性胃炎患者存在不同程度的焦虑和抑郁,而焦虑和抑郁会进一步加重病情,故保持良好的心态对本病至关重要,情志调理已经证明对本病有促进恢复作用。

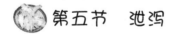

第五节 泄泻

一、概述

健康人每日解成形便 1 次,若排便次数增多(>3 次/日)、粪便量增加(>200 克/日)、粪质稀薄(含水量>85%)即为泄泻,泄泻又称腹泻。腹泻分为急性腹泻和慢性腹泻,腹泻超过 3～6 周或反复发作,即为慢性腹泻。本文重点讨论慢性腹泻的预防和养护。

慢性腹泻的常见病因主要如下。

沪上中医名家养生保健指南丛书

1. 胃肠道疾病　如萎缩性胃炎、慢性细菌性痢疾、肠结核、肠易激综合征、溃疡性结肠炎、克罗恩病、结肠息肉等。

2. 肝、胆管、胰腺疾病　如慢性肝炎、慢性胰腺炎。

3. 全身性疾病　如甲状腺功能亢进症、糖尿病、尿毒症、混合性风湿免疫疾病等。

中医学认为,脾胃素虚,思虑伤脾;或肝气横逆,乘侮脾土;或肾阳不振,命门火衰,脾气虚不能消磨水谷,宿食内停,则"水反为湿,谷反为滞";肾阳虚不能助脾腐熟水谷,完谷不化,则水湿积滞泛溢肠间,清浊不分,相夹而下,均能导致泄泻。其病理因素主要是湿,发病的关键为脾病湿盛;病位在脾胃与大小肠,并可涉及肝和肾。病理性质有虚实之分,虚实间可兼夹转化。

一　诊断要点

1. 症状　泄泻的典型症状包括:排便次数增多(＞3次/日)、粪便量增加(＞200克/日)、粪质稀薄(含水量＞85％)。不同疾病引起的泄泻,其轻重程度则有所差异。

2. 检查

(1) 粪便检查:对腹泻的诊断非常重要,一些腹泻经粪便检查就能作出病因诊断。常用检查有大便隐血试验,粪便涂片查白细胞、脂肪、寄生虫及虫卵,粪便培养细菌等。

(2) 血液检查:测血红蛋白、白细胞及其分类、血浆蛋白、电解质、血浆叶酸和维生素 B_{12} 浓度、肾功能及血气分析等对慢性腹泻的诊断很重要。

(3) B超检查:是了解有无肝胆胰疾病的最常用方法。

(4) X线检查:包括腹部平片、钡餐、CT以及选择性血管造影,有助于观察胃肠道黏膜的形态、胃肠道肿瘤、胃肠动力等。

(5) 内镜检查:包括结肠镜、小肠镜、内镜逆行胰胆管造影术(ERCP)等。

三、预防与养护方法

1. 艾灸

（1）方法一

取穴：①脾俞、肾俞、命门、大肠俞（图4-20）；②天枢、气海、关元（图4-21）。

操作方法：背部穴位进行艾灸时，取俯卧位，可采用温和灸方法，点燃艾条的一端，对准穴位皮肤，与皮肤距离保持3～5厘米，以感觉温热舒适而无灼痛感为宜；也可以应用百笑灸灸筒或艾灸盒进行艾灸。腹部穴位宜取仰卧位，可以采用回旋灸或百笑灸灸筒或艾灸盒艾灸，以感觉温热舒适而无灼痛感为宜。两组穴位交替使用，每日艾灸1次，每个穴位依次艾灸10～15分钟，以局部皮肤出现红晕为度。

治疗：10次后观察疗效。中间休息3日，可继续灸疗。

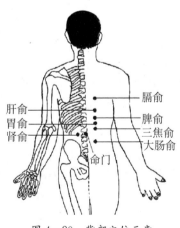

图4-20 背部穴位示意

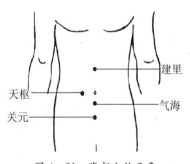

图4-21 腹部穴位示意

（2）方法二

取穴：①足三里、上巨虚（图4-22）；②阴陵泉、公孙（图4-23）。

沪上中医名家养生保健指南丛书

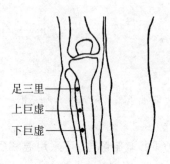

图 4-22　足三里、上巨虚、下巨
虚穴位示意

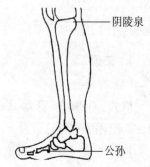

图 4-23　阴陵泉、公孙穴位
示意

操作方法:两组穴位交替使用,每日艾灸 1 次,每个穴位依次艾灸 10～15 分钟,以局部皮肤出现红晕为度。采用温和灸方法,点燃艾条的一端,对准穴位皮肤,与皮肤距离保持 3～5 厘米,以感觉温热舒适而无灼痛感为宜。

治疗:10 次后观察疗效。中间休息 3 日,可继续灸疗。

2. 拔罐

取穴:肝俞、脾俞、胃俞、三焦俞、肾俞、大肠俞(见图 4-20)。

操作方法:患者俯卧位,每次从上述穴位中选择 3～4 个穴位,将罐分别吸拔在穴位上,留罐 5～10 分钟,每周 3 次。

治疗:10 次后观察疗效。中间休息 1 周,可继续治疗。

3. 刮痧

取穴:①肝俞、脾俞、胃俞、三焦俞、肾俞、大肠俞(见图 4-20);②足三里、上巨虚、下巨虚(见图 4-22)、阴陵泉、公孙(见图 4-23)。

操作方法:背部穴位取俯卧位,从上到下刮拭双侧肝俞、脾俞、胃俞、三焦俞、肾俞、大肠俞;足三里、阴陵泉、上巨虚、下巨虚、公孙可取坐位。两组穴位交替使用,每次选择 3～5 个穴位刮拭。

治疗:6 次后观察疗效。中间休息 1 周,可继续刮痧。

4. 耳穴贴压

取穴:肝、脾、肾、大肠、小肠、内分泌(图 4 - 24)。

操作方法:在选定穴上探得敏感点后,将粘有磁珠或王不留行子的耳穴胶布贴敷其上,每次取一侧耳穴。嘱患者每日按压 3～4 次。隔日贴敷 1 次,双耳交替。

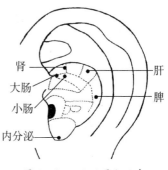

图 4 - 24　泄泻耳穴示意

治疗:10 次后观察疗效。间隔 5～7 日,可继续治疗。

5. 穴位贴敷

取穴:脾俞、肾俞、命门(见图 4 - 20)、天枢、气海、关元(见图 4 - 21)、足三里(见图 4 - 22)。

药物组成:黄芪 180 克,吴茱萸 60 克,附子 60 克,防风 60 克,白术 60 克,延胡索 60 克,细辛 30 克。

操作方法:以上药物研末,以生姜汁为辅料调为糊状,敷贴前用乙醇棉球清洁穴位皮肤,将药糊敷于穴位上,每次 2～4 个穴位,用胶布贴敷。以皮肤潮红为度,2～4 小时后去除。每日 1 次。

治疗:6 次后观察疗效。

6. 推拿按摩

取穴:①肝俞、脾俞、胃俞、三焦俞、肾俞、大肠俞(见图 4 - 20);②建里、天枢、气海、关元(见图 4 - 21)。

操作方法:肝俞、脾俞、胃俞、三焦俞、肾俞、大肠俞采用俯卧位,对上述穴位进行点按或按揉,以产生酸胀感为度,每个穴位点按 3～5 分钟;或由关元俞往上擦,使局部产生温热感为宜。建里、天枢、气海、关元采用一指禅推法或点按手法,每次选用

沪上中医名家养生保健指南丛书

3～4个穴位,每个穴位点按3～5分钟,点按结束后进行顺逆时针摩腹,顺时针36下,逆时针36下,最后将两手搓热交叉叠放于小腹部,使小腹产生温热感。

治疗:6次后观察疗效。间隔1日,可继续治疗。

7. 食疗

(1) 山药莲子粥

原料和制法:炒山药30克,莲子去芯15克,粳米100克。将三者加水适量煮粥。

用法:早晚温服。

功效:健脾止泻,对脾胃虚寒型泄泻有效。

(2) 粳米薏苡仁粥

原料和制法:粳米50克,薏苡仁50克。先煮薏苡仁至水开,然后文火煮约20分钟,再下粳米同煮,直至薏苡仁煮烂为止。

用法:早晚温服,用于脾虚泄泻。

功效:健脾止泻。

(3) 小米红枣粥

原料和制法:小米100克,红枣5枚,加适量水煮熟即可。

用法:加红糖适量调味温服,每日1次。

功效:益气健脾止泻。

(4) 猪肾汤

原料和制法:猪腰子2个,骨碎补20克,调味品适量。先将猪腰子剖开剔除白筋膜,切片洗净,加水与骨碎补共煮至熟,将骨碎补捞出,放调味品。

用法:饮汤食猪腰子,隔日服用1次。

功效:补虚益肾止泻,用治老年人肾虚不固、久泻不愈。

✚ 老中医的话

本病急性期以实证居多,慢性期以虚证居多,或虚证为主,伴有虚实夹杂。中医治疗根据虚实不同,治法有异。实证采用通因通用法,祛除湿邪以达止泻目的。慢性患者以补为主,采用补肾固涩、健脾止泻等治法。

在特定穴位上艾灸、拔罐、刮痧、耳穴贴压、穴位敷贴、推拿按摩等可以健脾益肾、祛湿止泻,从而达到治疗目的。

针灸推拿治疗泄泻效果较好,但对严重失水或由恶性病变所引起的腹泻,则应采用综合性治疗,防止出现虚脱、电解质紊乱等并发症。

温馨小·贴士

泄泻急性期多由饮食不节、感受外邪等因素导致湿热内蕴而发病;慢性期多由急性期失治或久病导致脾肾两虚而发病。

急性期患者采用中西医结合治疗疗效较好,能有效预防转化为慢性泄泻。慢性泄泻患者,饮食宜清淡,不宜过食寒凉或辛辣刺激性食物。某些食物进食后会引起泄泻应忌食。慢性泄泻患者,应加强锻炼身体,如练习体操、太极拳、气功等,以增强体质。

第六节　老年习惯性便秘

一、概述

便秘是指大便秘结,排便周期或时间延长,或虽有便意但排便困难的病症。老年习惯性便秘是指长期的功能性便秘。通常是指食物残渣在肠内停留过久,连续2～3日或更长时间排便一次,大便量少、硬,排出困难或无便意。老年习惯性便秘主要是生活、饮食及排便习惯的改变以及心理因素等导致的。它不仅给老年人心理上造成很大的痛苦,还容易诱发心绞痛、心肌梗死和脑血管意外等严重疾病,从而危及健康和生命,损害生活

沪上中医名家养生保健指南丛书

质量。

中医学认为便秘主要是由于大肠的传导功能失司所致,而大肠传导功能的正常发挥有赖于肺、脾、胃、肝、肾等多个脏腑功能的协调与气血阴阳的平衡。老年人由于脏腑功能下降,气血阴阳失于平衡,导致肠道失于濡润,腑气不通,最终导致大肠传导功能失常,发生便秘。肠道失于濡润和腑气不通是导致便秘的两个最基本病机。

二、诊断要点

1. 症状 本病临床表现主要为排便困难,根据病因病机的不同伴随有不同的症状。

(1) 虚秘:腹无胀痛,但觉小腹不舒,有便意而努责乏力,多汗,短气,疲惫,面色少华,无力排出大便,舌淡白,脉细弱无力。

(2) 冷秘:大便艰涩不易排出,甚则脱肛,腹中或有冷痛,面色白,小便清白频数,四肢欠温,腰冷酸软,舌淡苔白,脉沉迟。

(3) 热秘:大便干结不通,腹部痞满,按之有块作痛,矢气频转,终难排出,烦热口渴,面赤,小便短黄,口臭,舌苔黄燥,脉滑实。

(4) 气秘:大便秘而不甚干结,腹部胀痛连及两胁,口苦,目眩,舌苔薄白,脉弦。

2. 检查

(1) 肠镜检查:一般未见明显异常。

(2) 粪常规检查:一般未见明显异常。

(3) 肛门直肠指诊:除了老年人常见的痔疮等疾病,部分患者可触及干硬的粪便球块。

三、预防与养护方法

1. 艾灸

(1) 方法一

取穴：①脾俞、肾俞、大肠俞(图4-25)；②天枢、气海、关元(图4-26)、三阴交(图4-27)。

操作方法：两组穴位交替使用，每日艾灸1次，每个穴位依次艾灸10～15分钟，以局部皮肤出现红晕为度。

治疗：10次观察疗效。中间休息3日，可继续灸疗。

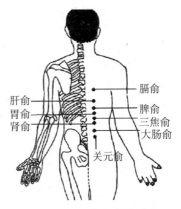

图4-25 背部穴位示意

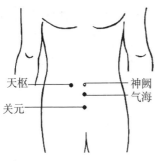

图4-26 腹部穴位示意

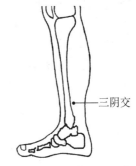

图4-27 三阴交穴位示意

(2) 方法二

取穴：天枢、关元(图4-26)、支沟(图4-28)、承山(图4-29)。

沪上中医名家养生保健指南丛书

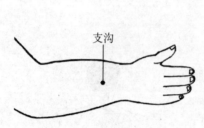

图 4 - 28　支沟穴位示意

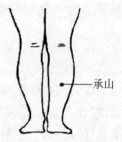

图 4 - 29　承山穴位示意

操作方法:天枢、关元采用百笑灸灸筒或艾灸盒灸,每次 15 分钟;支沟、承山采用温和灸,每穴 10～15 分钟。以局部皮肤出现红晕为度,每日艾灸 1 次。

治疗:6 次后观察疗效,中间休息 1 日,可继续灸疗。

2. 拔罐

(1) 方法一

取穴:脾俞、胃俞、肾俞、大肠俞、关元俞(见图 4 - 25)。

操作方法:患者取俯卧位,将罐分别吸拔在穴位上,留罐 5～10 分钟,每周 3 次。

治疗:10 次后观察疗效,中间休息 1 周,可继续治疗。

(2) 方法二

取穴:天枢、气海、关元(见图 4 - 26)。

操作方法:患者取仰卧位,将罐分别吸拔在穴位上,留罐 5～10 分钟,每周 3 次。

治疗:10 次后观察疗效,中间休息 1 周,可继续治疗。

3. 刮痧

取穴:脾俞、胃俞、肾俞、大肠俞、关元俞(见图 4 - 25)。

操作方法:取俯卧位,从脾俞往关元俞刮拭,手法不宜过重,局部出痧即可。

治疗:6 次后观察疗效,中间休息 1 周,可继续治疗。

---

4. 耳穴贴压

取穴：大肠、三焦、肝、脾、肾（图4-30）。

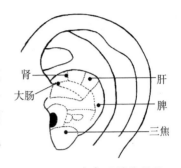

图4-30 老年习惯性便秘耳穴示意

操作方法：在选定穴上探得敏感点后，将粘有磁珠或王不留行子的耳穴胶布贴敷其上，每次取一侧耳穴。嘱患者每日按压3～4次。隔日贴敷1次，双耳交替。

治疗：10次后观察疗效，间隔5～7日，可继续治疗。

5. 穴位贴敷

取穴：神阙（见图4-26）。

药物组成：生大黄、芒硝各9克，厚朴、枳实、猪牙皂各6克，冰片3克。

操作方法：上述药物共研细末，每次取3～5克，加蜂蜜调成膏状，敷贴于神阙穴，胶布固定，2～3日换药1次。

治疗：6次后观察疗效。

6. 推拿按摩

（1）方法一

取穴：尾骶部（图4-31）。

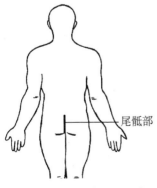

图4-31 尾骶部穴位示意

操作方法：端坐床上，双手半握拳，以手背从上到下推擦尾骶部至尾骨50次，再用双手中指及无名指指腹，在骶骨至尾骨部位上下摩擦30次左右，最后轻轻用手掌再摩擦20次，至皮肤略感发热为止。每日1次。

治疗：10次后观察疗效。

（2）方法二

取穴：腹部

操作方法：每日早晨起床排出小便后，平卧，放松腹肌，双膝屈曲，露出腹部，用双手食、中、无名指重叠在腹部，做环形按摩50～60次，按摩同时做腹式呼吸。如长时间未排便，腹部可触及粪块，按摩时稍加用力揉搓，至患者有排气或排便感。每日1次。

治疗：10次后观察疗效。

7. 食疗

（1）黄芪当归瘦肉汤

原料和制法：当归5克，黄芪30克，瘦肉100克。加水适量，武火煮开后，改为文火慢炖30分钟。

用法：调味温服，每日1次，吃肉喝汤。

功效：补气养血，适用于气血亏虚型便秘（虚秘）。

（2）巴戟苁蓉汤

原料和制法：巴戟天10克，肉苁蓉10克，瘦肉100克。加水适量，武火煮开后，改为文火慢炖30分钟。

用法：调味温服，每日1次。

功效：温阳散寒，适用于阳虚型便秘（冷秘）。

（3）凉拌姜汁菠菜

原料和制法：菠菜250克，生姜25克，酱油15克，麻油3克，食盐2克，味精1克，醋1毫升，花椒油1克。将菠菜洗净切段，将调料放入拌匀即可食用。

功效：润肠通便，适用于热秘。

（4）佛手郁金汤

原料和制法：佛手20克，郁金10克，瘦肉100克，加水适量炖熟即可。

用法：加调料适量温服。

功效：理气通便，适用于气秘。

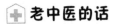

老中医的话

　　老年习惯性便秘主要是生活、饮食及排便习惯的改变以及心理因素等导致,患者应在上述几个方面进行积极地调整,养成规律的生活、饮食及排便习惯。

　　同时多食一些有助于排便的蔬菜、水果,增强肠蠕动能力,适当饮水,禁食或少食辛辣刺激性食物。

　　此外,合理的运动和良好的心态对病情的好转也有积极作用。要注意多锻炼身体,少熬夜。

温馨小贴士

　　本病虚实皆有,或为虚实夹杂,虚证居多。中医以益气、补血、滋阴、清热通便为主要治法。老年人由于气血亏虚较多,故治疗本病时不宜采用泻下重剂,以防损伤正气。

　　在特定穴位上艾灸、拔罐、刮痧、耳穴贴压、穴位敷贴、推拿按摩等可以疏经通络、调和气血,增强肠蠕动,促进排便。

　　西医在治疗本病时,对于缓解症状有效,但不宜过多使用泻下通便的药物。

第七节　三叉神经痛

一、概述

　　三叉神经痛是指三叉神经分布区内反复发作的、阵发性短暂剧烈的疼痛,不伴三叉神经功能破坏表现,即无感觉缺失等神经功能障碍,病理检查亦无异常的一种病症。现代医学认为本病的发生可能与异常血管、小脑膜瘤以及狭窄的颅骨孔使三叉神经受压有关,或三叉神经脊髓核罗氏胶状质内中间神经元变性,使其对传入疼痛刺激的调整作用受到损害所致。本病常于

沪上中医名家养生保健指南丛书

40 岁后起病,但很少超过 70 岁,女性较多见。有原发性与继发性两种,临床上以原发性多见。本文重点讨论原发性三叉神经痛的预防和养护。

三叉神经痛属于中医学"面痛"的范畴,主要与风邪侵袭、阳明火盛、肝阳亢逆、气血运行失于通畅有关,久病者也可致气虚血瘀而面部作痛。

二、诊断要点

1. 症状　本病临床症状主要表现为单侧或双侧刀割样、闪电样、针刺样、灼烧样、抽掣样疼痛,受累分支不同,疼痛区域亦不同。

(1) 疼痛分支:可长期固定在三叉神经的某一支,通常多发生在第 2、3 支,多为单侧。

(2) 疼痛区域:以面颊、上颌、下颌或舌部最明显,稍有触动即可发病,称为"扳机点"。严重者刷牙、洗脸、吞咽等均可诱发。

(3) 发作特点:发作无先兆,呈闪电式,为阵发性剧烈疼痛,如刀割、烧灼。每次发作历时几秒到十几秒,多不超过 1～2 分钟,发作间歇期完全正常,发作频率不定。

(4) 伴随症状:严重者常伴有同侧面部肌肉反射性抽搐,口角牵向一侧,面部潮红、目赤流泪或流涎等。

2. 检查

(1) 典型的原发性三叉神经痛,根据疼痛发作部位、性质、触发点的存在,结合年龄,不难作出诊断。

(2) 部分患者其早期疼痛易误诊为牙痛,拔牙不能缓解疼痛,才获确诊。必要时可进行 X 线检查以助鉴别。

(3) 对于糖尿病患者,需做葡萄糖耐量试验以排除糖尿病性神经病变的可能。

三、预防与养护方法

1. 艾灸方法

取穴：①下关、鱼腰、阳白、丝竹空；②四白、颧髎、下关、迎香；③下关、颊车、大迎（见图4-32、图4-33）。

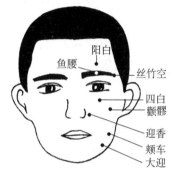

图4-32 面部穴位示意

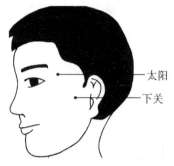

图4-33 太阳、下关穴位示意

操作方法：3组穴位根据疼痛部位选用。①用于第1支疼痛；②用于第2支疼痛；③用于第3支疼痛。每日艾灸1次，每个穴位依次艾灸10～15分钟，以局部皮肤出现红晕为度。注意眼睛、眉毛、头发等部位，预防烫伤。

治疗：10次后观察疗效。中间休息3日，可继续灸疗。

2. 拔罐

（1）方法一

取穴：下关、颧髎、颊车（见图4-32、图4-33）。

操作方法：采用闪罐法，在上述3个穴位上闪罐，每个穴位闪罐3～5次。

治疗：10次后观察疗效，中间休息1周，可继续治疗。

（2）方法二

取穴：下关、颧髎、颊车（见图4-32、图4-33）。

操作方法：刺络拔罐法，用三棱针点刺后，拔上火罐，留罐3

沪上中医名家养生保健指南丛书

分钟。每周治疗 1 次。

治疗：5 次后观察疗效。

3. 刮痧

取穴：①下关、鱼腰、丝竹空、阳白；②四白、颧髎、下关、迎香；③下关、颊车、大迎（见图 4-32、图 4-33）。

操作方法：3 组穴位根据疼痛部位选用，刮痧时手法不宜过重，对于疼痛严重的部位暂时不刮。

治疗：6 次后观察疗效。中间休息 1 周，可继续治疗。

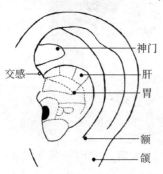

图4-34　三叉神经痛耳穴示意

4. 耳穴贴压

取穴：额、颌、神门、交感、肝、胃（图 4-34）。

操作方法：在选定穴上探得敏感点后，将粘有磁珠或王不留行子的耳穴胶布贴敷其上，每次取一侧耳穴。嘱患者每日按压 3～4 次。隔日贴敷 1 次，双耳交替。

治疗：10 次后观察疗效。间隔 5～7 日，可继续治疗。

5. 穴位贴敷疗法

取穴：太阳、下关、颊车（见图 4-32、图 4-33）、阿是穴。

药物组成：红矾 9 克，荜茇 6 克，白芥子 3 克，红辣椒 3 个、透骨草 9 克，75% 乙醇溶液 50 毫升。

操作方法：红矾 9 克、荜茇 6 克、白芥子 3 克研成细末，另将红辣椒 3 个、透骨草 9 克分别用 75% 乙醇溶液 50 毫升浸泡 24 小时，取其上清液，调上药为糊状，做成黄豆粒大小药饼。置于太阳、下关、颊车穴和疼痛部位，用胶布贴敷，每日 1 次。

治疗：6 次后观察疗效。

6. 推拿按摩

取穴：①下关、鱼腰、丝竹空、阳白；②四白、颧髎、下关、迎香；③下关、颊车、大迎(见图4-32、4-33)。

操作方法：3组穴位根据疼痛部位选用,按摩时手法不宜过重,对于疼痛严重的部位暂时不按。

治疗：6次后观察疗效。中间休息1日,可继续治疗。

7. 食疗

(1) 丹参川芎瘦肉汤

原料和制法：丹参、川芎各15克,猪瘦肉150克。加水适量放砂锅内炖煮至熟。

用法：调味温服,每日1次,10次为1个疗程。

功效：活血化瘀止痛,用于瘀血内阻之三叉神经痛。

(2) 菊花白糖茶

原料和制法：菊花15克,白糖50克,开水泡茶。

用法：每日频频温服,不拘次数。

功效：疏风清热,用于风热上扰之三叉神经痛。

(3) 沙参石斛饮

原料和制法：沙参、石斛各15克,川牛膝9克。加水煮开后文火稍煮片刻即可。

用法：代茶频饮。

功效：滋阴清热,用于阴虚火旺之三叉神经痛。

(4) 川芎鸡蛋羹

原料和制法：川芎10克,鸡蛋2个,葱5根。加水适量,放砂锅中同煮,鸡蛋熟后去壳再煮片刻即可。

用法：吃蛋喝汤,每日1次,6次为1个疗程。

功效：祛风散寒,用于风寒犯上之三叉神经痛。

✚ 老中医的话

本病早期以实证为主,久病则虚实夹杂。中医针对风寒犯上之三叉神经痛以祛风止痛、活血化瘀为主要治法。对于继发性三叉神经痛,找出病因所在是治疗的关键。对于原发性三叉

沪上中医名家养生保健指南丛书

神经痛,中医采用辨证论治原则治疗,一般可取得较好疗效。

在特定穴位上艾灸、拔罐、刮痧、耳穴贴压、穴位敷贴、推拿按摩等可以疏经通络、调和气血、活血化瘀而达到止痛目的。

中西医结合治疗可提高疗效。西药卡马西平等对本病治疗有一定效果,但存在一定的不良反应,因此服药时间不宜过长。

✚ 温馨小·贴士

三叉神经痛多由风邪侵袭、阳明火盛、肝阳亢逆、气血运行失于通畅而发。

本病缓解期时如常人一样,但容易受各种刺激因素而发病,因此缓解期要注意面部保暖,避免冷风、凉水等刺激"扳机点"而发病。平素吃饭漱口、刷牙、洗脸、说话等动作宜轻柔,避免刺激疼痛"扳机点"。要注意饮食,保证睡眠充足,避免劳累,保持好的心情,适当锻炼,增强体质,防止一切诱发疼痛的因素发生。

第八节　老年性耳鸣、耳聋

一、概述

耳鸣、耳聋是指听觉异常的两种症状。耳鸣是指自我感觉耳内鸣响,或如雷声,或如蝉鸣;而耳聋则是以听力减退或听力丧失为主要症状,往往由耳鸣逐渐加重发展而成。中耳或内耳疾病、颅脑病变和某些药物导致听神经受损,以及先天性听觉障碍都可以导致耳聋;而内耳的血管痉挛是耳鸣的主因。老年性耳鸣是一个自然的生理过程,随着年龄的增长,身体各个器官开始衰退,听力也越来越差。许多耳鸣患者听力正常,但有些患者常伴有重度耳聋。

老年性耳聋耳鸣可分为 3 型:传导性耳聋、神经性耳聋、混合性耳聋(表 4-3)

表 4-3　老年性耳聋分型及其病因和特点

耳聋分型	病因和特点
传导性耳聋	外耳或中耳病变,声音传导过程发生障碍从而引起耳聋。常见病因有异物、炎症、外耳道耵聍、先天性耳道闭锁、急性和慢性(非)化脓性中耳炎、先天性畸形、肿瘤、大疱性鼓膜炎等
神经性耳聋	耳蜗螺旋器病变不能将声音变为神经兴奋,或神经中枢途径发生障碍不能将神经兴奋传入,或大脑皮质中枢不能分辨语言,统称神经性耳聋。如梅尼埃综合征、耳药物中毒、噪声损伤、听神经瘤等
混合性耳聋	传音和感音机构同时有病变存在,如慢性化脓性中耳炎、耳硬化症晚期、爆震性聋等

中医学认为本病的发生可分内因和外因。内因多由于恼怒、惊恐等情志因素导致少阳经气闭阻引起;或肝肾亏虚,气少精弱所致。外因多因外邪侵袭、壅遏清窍所致,也有因猛然爆响震伤者。耳聋、耳鸣的发生与肝胆脾肾诸脏腑的功能失调有关,其中与肾的关系最为密切。

二、诊断要点

1. 症状

主要症状:呈双侧对称、渐进性神经性耳聋,听力下降。

伴随症状:常伴有眩晕、嗜睡、耳鸣等症状。

2. 检查

(1) 音叉检查:林纳试验(气骨导试验)气导≥骨导;韦伯试验(骨导偏向试验)偏向患侧耳;施瓦巴赫试验(骨导对比试验)骨导延长。

(2) 电测听(听力图):骨导正常,气导听力损失在 30～60 dB间,一般低频听力损失较重,存在气骨导间距。

沪上中医名家养生保健指南丛书

(3) 声导抗检查:通过鼓室导抗图和声反射来判断。

(4) 言语测听:测试受试者的言语听阈和言语分辨。正常情况下言语判别得分可达 90%～100%,传导性耳聋患者言语判别得分不受影响,耳蜗病变致神经性耳聋患者言语判别得分降低,听神经病变言语判别得分下降明显。

三、预防与养护方法

1. 艾灸

取穴:百会(图 4-35)、听宫、翳风(图 4-36)、太溪、照海(图 4-37)。

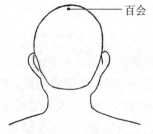
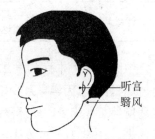

图 4-35　百会穴位示意　　　图 4-36　听宫、翳风穴位示意

操作方法:取坐位或仰卧位,采用温和灸方法,点燃艾条的一端,对准穴位皮肤,与皮肤距离保持 3～5 厘米,以感觉温热舒适而无灼痛感为宜。百会也可以应用百笑灸灸筒或艾灸盒进行艾灸。每日艾灸 1 次,每个穴位依次艾灸 10～15 分钟。灸头面部穴位时应该注意避免灼伤外耳或头发。

治疗:6 次后观察疗效,中间休息 1 日,继续治疗。

2. 拔罐

取穴:太溪、照海(见图 4-37)、听宫、翳风(见图 4-36)、肾俞(图 4-38)。

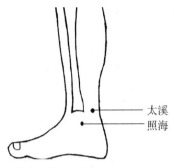

图4-37　太溪、照海穴位示意

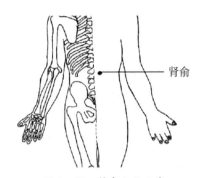

图4-38　肾俞穴位示意

操作方法：选用抽气罐，依照穴位部位选取合适大小的抽气罐，将罐分别吸拔在穴位上，留罐5～10分钟，隔日1次。

治疗：10次为1个疗程。

3. 刮痧

取穴：太溪、照海（见图4-37）、听宫、翳风（见图4-36）、肾俞（见图4-38）。

操作方法：仰卧位分别从上到下刮拭听宫、翳风、太溪、照海，俯卧位刮拭肾俞。每周1次。

治疗：7次后观察疗效。

4. 耳穴贴压

取穴：外耳、内耳、肝、肾、三焦、交感（图4-39）。

操作方法：在选定穴上探得敏感点后，将粘有磁珠或王不留行子的耳穴胶布贴敷其上，每次取一侧耳穴。嘱患者每日按压3～4次。隔日贴敷1次，双耳交替。

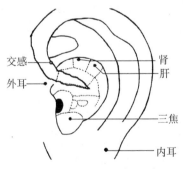

图4-39　老年性耳鸣、耳聋耳穴示意

治疗：10次后观察疗效。

5. 穴位贴敷

取穴:太溪、照海(见图4-37)、听宫、翳风(见图4-36)。

药物组成:丹参150克,川芎100克,水蛭50克,桂枝100克,柴胡100克,龙胆草50克。

操作方法:以上药物研细为粉,以白醋为辅料调为糊状备用。穴位敷贴前应用乙醇棉球清洁穴位皮肤,将药糊敷于穴位上,用胶布贴敷。24小时后去除。每日1次。

治疗:7次后观察疗效。

6. 推拿按摩

取穴:太溪、照海(见图4-37)、听宫、翳风(见图4-36)。

操作方法:指尖按揉以上各穴100下左右,力度适中,以有酸胀感、发热为宜。每日1次。

治疗:6次后观察疗效。

7. 食疗

(1)枸杞干柿粥

原料和制法:枸杞子20克,干柿3枚,黑米100克。加水适量煮粥。

用法:空腹食用,每日1次。

功效:补肾、健脑、滋阴养血。

(2)黑豆狗肉粥

原料和制法:黑豆50克,狗肉250克,黑米50克。加水适量,共同炖烂。

用法:分4次服完,每日早晚各1次,连服2~3周。

功效:温阳补虚,适用肾虚耳鸣。

(3)猪肾人参粥

原料和制法:猪肾1对,人参末儿少许,粳米100克,薤白末儿,防风末儿各少许,葱白适量。将所有用料一同放入锅中,加水煮粥即成。

用法:空腹服用,每日1次。

功效:补肾益气,适于肾虚耳鸣。

(4) 菊花菖蒲饮

原料和制法:菊花 30 克,菖蒲 15 克,车前草 30 克。水 500~800 毫升,浸泡上药 10～15 分钟,煮沸 30 分钟,去渣取汁。

用法:分数次当茶饮。

功效:清肝泄热、开郁通窍,适用于肝火上炎之耳鸣。

(5) 山茶饮

原料和制法:黄芩叶 6 克,茶叶 10 克,菊花 6 克,用沸水冲泡。

用法:频频饮用,并无定时。

功效:清热泻火、疏风平肝。适用于肝火上炎之耳鸣耳聋。

✚ 老中医的话

耳鸣是患者自觉以耳内鸣响为主的症状,可由多种疾病引起。人群中耳鸣发生率为 13％～18％。目前其机制尚不十分明确,西医对于耳鸣的治法众多,却无特效。随着发病率的逐年升高,耳鸣正成为一种严重影响人们生活的心身疾病,是临床迫切需要解决的难题之一。而针灸治疗以其毒副作用小、标本兼治、疗效良好,得到广泛的认同。

综合疗法已经成为针灸治疗耳鸣的大趋势。绝大多数临床研究均采用针灸结合中药、穴位注射或针灸结合西药等综合方法,优势明显。表明临床治疗耳鸣、耳聋时,采用多种方法相结合的综合疗法有助于进一步提高疗效。

✚ 温馨小贴士

随着年龄增长,特别是到了中老年,听觉器官的功能也会发生不同程度的退行性改变。因此,对听力减退的性质要认真区分。如果出现双耳对称性缓慢听力下降则属于生理性耳聋;如

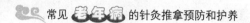

果平时听力还可以，突然出现听力下降，则多属病理性耳聋，应及时治疗。

对于老年性耳聋、耳鸣，除可到医院治疗外，还可在日常生活中采取以下防治方法：避免噪声、感冒、耳毒性药物等诱因，增加营养，按摩耳部，加强锻炼，生活规律。

 第九节　老年黄斑变性

 概述

老年黄斑变性通常是慢性衰老性疾病，随着年龄的增长，视网膜组织退化变薄，黄斑区结构功能下降，视网膜周围微血管出现渗漏，形成瘢痕，或是异常血管增生，从而引起视物变形，中心视力下降，甚至变盲，严重影响着患者的生存质量。老年黄斑变性可由外伤、感染或炎症引起，具有一定的遗传因素。其病理机制主要为黄斑区结构的衰老性改变。表现为视网膜色素上皮细胞对视细胞外界盘膜吞噬消化功能下降，使未被消化的盘膜残余小体潴留于基底部细胞原浆中，并向细胞外排出，形成玻璃膜疣，导致黄斑变性发生。总之，主要与黄斑区长期慢性光损伤、脉络膜血管硬化、视网膜色素上皮细胞老化有关。

老年黄斑变性分为两型：萎缩性老年黄斑变性和渗出性老年黄斑变性(表4-4)。

表4-4　老年黄斑变性分型及其临床表现和特点

老年黄斑变性分型	临床表现和特点
萎缩性老年黄斑变性	又称干性或非新生血管性老年黄斑变性。双眼常同期发病且同步发展。起病缓慢，双眼视力逐渐减退，可有视物变形。本型的特点为进行性色素上皮萎缩

常见老年病的针灸推拿预防和护养

沪上中医名家养生保健指南丛书

（续表）

老年黄斑变性分型	临床表现和特点
渗出性老年黄斑变性	又称湿性或新生血管性老年黄斑变性。双眼先后发生,下降较急。患眼视力突然下降,视物变形或中央暗点。本型的特点是色素上皮层下有活跃的新生血管,从而引起一系列渗出、出血、瘢痕改变

　　老年黄斑变性属中医学"视瞻昏渺""暴盲"的范畴。本病主要因年老体弱,脏气虚衰或先天禀赋不足,脾肾两虚以及肝郁火旺,痰湿化热为发病的主要因素。脾主气主运化,脾气虚则运化不能,气血津液化生不足;肾气虚则鼓动无力,主水及藏精的功能失职导致水液或痰湿潴留,本病早期所表现的玻璃膜疣之病理产物多由此而生。痰湿郁久易化火灼伤血络,又因肝主藏血,肝郁血气不足,不能荣目,肝气不调郁久生热,化火伤络,此外脾虚不能统血,亦可致血不循常道而溢于络外,血瘀络外而成瘀,痰瘀互结加重病情,致本病中后期出现痰湿、肝郁、血瘀。错综复杂的病因病机使眼底反复性出现渗出、出血以及新生血管和瘢痕形成等病理表现。

二、诊断要点

　　1. 症状　早期视力减退,视物变形,后期严重视力障碍。临床表现为中心视力缓慢下降,可有视物变形,眼前有注视性暗影,最终中心视力丧失,周边视力存在。

　　2. 检查

　　（1）眼底检查:萎缩性老年黄斑变性,早期可见黄斑区色素紊乱,中心凹反光不清,有散在的玻璃疣。发病晚期,黄斑部可有金属样反光,视网膜色素上皮萎缩呈地图状,可见囊样变性。渗出性老年黄斑变性,除萎缩型表现外,尚可见渗出、出血,形成黄白色、灰黑或灰蓝色盘状隆起,后期呈白色机化瘢痕及色素团或残留部分出血。

（2）眼底荧光血管造影：①萎缩性：黄斑部有透见荧光或弱荧光，无荧光素渗漏。②渗出性：黄斑区有视网膜下新生血管，荧光素渗漏，出血病例有遮蔽荧光。

三、预防与养护方法

1. 艾灸

（1）方法一

取穴：风池（图4-40）、肾俞（图4-41）、三阴交、足三里（图4-42）、太阳。

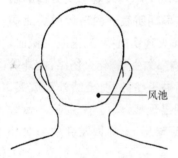

图4-40 风池穴位示意

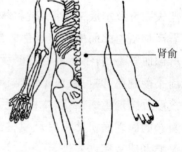

图4-41 肾俞穴位示意

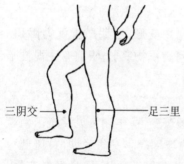

图4-42 三阴交、足三里穴位示意

操作方法：每日艾灸1次，每个穴位依次艾灸10～15分钟，以局部皮肤出现红晕为度。可采用温和灸方法，点燃艾条的一端，对准穴位皮肤，与皮肤距离保持3～5厘米，以感觉温热舒适而无灼痛感为宜。也可以应用百笑灸灸筒或艾灸盒进行艾灸。

治疗：10次后观察疗效，中间休息3日，可继续灸疗。

（2）方法二

取穴：眼周穴位(图4-43)。

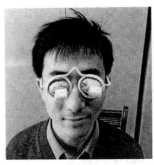
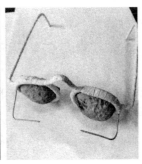

图4-43　隔核桃灸

操作方法：采用隔核桃壳灸。可以用细铁丝制成眼镜架的形状，或者直接用金属眼镜架，在镜框前外侧各加一铁丝，弯成直角形的钩，与镜架固定在一起，施灸时用于插艾段。镜框四周用胶布包好，用于隔热避免烫伤皮肤。眼镜框内放置半个核桃壳，视核桃壳的大小调整镜框。施灸时，将镜架戴到双眼上，务必让核桃壳扣在病眼上，点燃核桃壳前方的艾段(2厘米长)，艾段燃尽，再插1段点燃至燃尽。核桃壳可以用菊花、枸杞水浸泡1小时后再用，效果更佳。每日或隔日1次。

疗程：10次为1个疗程，中间休息3日，开始下1个疗程灸疗。

2. 拔罐

取穴：肾俞、肝俞、膈俞、脾俞(图4-44)。

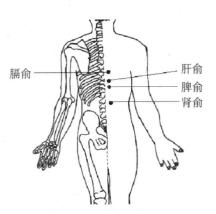

图4-44　背部穴位示意

操作方法：患者俯卧位，将罐分别吸拔在上述穴位上，留罐5～10分钟，每周3次。

沪上中医名家养生保健指南丛书

治疗:12 次为 1 个疗程,中间休息 1 周,开始下 1 个疗程治疗。

3. 刮痧

取穴:三阴交、足三里(见图 4 - 42)、肾俞、肝俞、膈俞、脾俞(见图 4 - 44)。

操作方法:俯卧位从上到下刮拭背部双侧膈俞、肝俞、脾俞,直至肾俞;坐位刮拭足三里、三阴交。每周 1 次。

治疗:7 次后观察疗效,休息 1 周,可继续治疗。

4. 耳穴贴压

取穴:眼、肝、肾、皮质下、耳尖(图 4 - 45)。

操作方法:将粘有磁珠或王不留行子的耳穴胶布贴敷在相应耳穴上,每次单耳取穴,每日按压 3～4 次,隔日 1 次。双耳交替。

治疗:10 次后观察疗效,间隔 5～7 日,可继续治疗。

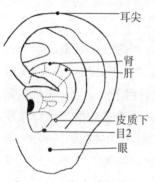

图 4 - 45　老年黄斑变性耳穴示意

5. 推拿按摩

取穴:太阳、头维、睛明、攒竹、四白(图 4 - 46)。

操作方法:揉太阳穴,双手拇指置于两侧太阳穴处揉动 1～3 分钟;再沿头维→太阳→耳门方向,反复揉动 2～5 分钟;挤按睛明穴,两拇指轻按睛明穴 1～2 分钟,再沿睛明→四白→颧髎→下关方向,反复摩动 1～3 分钟;推攒竹,拇指沿眉弓向外,自攒竹摩动至太阳

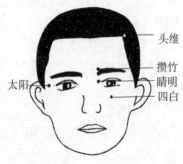

图 4 - 46　面部穴位示意

穴。整套按摩手法以局部酸胀感及放射至额前感觉为最佳。眼部不适可随时保健按摩,不限次数。

治疗:10 次后观察疗效,间隔 5～7 日,可继续治疗。

6. 食疗

(1) 枸杞猪肝汤

原料和制法:猪肝 100～200 克,枸杞子 50～100 克,加水共煮。勿过煮,宜淡食,食肝饮汤。

用法:任意食用,每日 1 次。

功效:补肝肾、益精血,可增强视力、改善视功能。

(2) 羊肝粥

原料和制法:将羊肝 60 克,去膜切片,加生葱 3 根切碎,油锅炒片刻。另用大米 100 克,加水煮至大米开花,再放入羊肝煮熟。

用法:早晚餐服之。

功效:补肝明目,辅助治疗老年性黄斑变性、视物昏花模糊。

(3) 女贞桑葚煎

原料和制法:将女贞子 12 克,桑葚子 15 克,制首乌 12 克,旱莲草 10 克。加水适量,水煎,去渣取汁,分 3 次服,加入适量白糖调味更佳。

用法:任意食用。

功效:滋补肝肾、养血明目。

(4) 八宝鸡汤

原料和制法:党参 10 克,茯苓 10 克,炒白术 10 克,炙甘草 6 克,熟地 15 克,白芍 10 克,当归 15 克,川芎 7.5 克。用纱布袋将上 8 味药装好扎口,先用清水浸洗一下。猪肉 250 克,肥母鸡肉 750 克,洗净,杂骨 250 克洗净打碎。将猪肉、鸡肉、药袋、杂骨一同放入锅中,加水适量,用武火烧开,打去浮沫,加入生姜、葱适量,用文火炖至鸡肉烂熟。捞出鸡肉和猪肉,待稍凉,切成条块,分装碗内,并掺入药汤,加盐少许即成。

用法:任意食用,每日 1 次。

功效:补气养血,适用于气血两虚之老年性黄斑变性。

(5) 枸杞鸡蛋汤

原料和制法:枸杞子 15 克,鸡蛋 2 个,大枣 6 个。同煮,蛋熟后去壳再煮片刻,吃蛋饮汤。

用法:任意食用,每日 1 次。

功效:滋补肝肾、明目,提高视力。

✚ 老中医的话

老年黄斑变性是一种慢性眼病,它能引起中心视力的急剧下降,而中心视力是日常活动所必需的,如阅读、看时间、识别面部特征、驾驶等。它是不可逆的中心视力下降或丧失,很难治愈。老年黄斑变性多发生在 45 岁以上,年龄越大,发病率就越高。

中医学认为,眼睛与周身脏腑经络都是相通的。黄斑区视网膜缺氧缺血,阻碍眼部新陈代谢的进行,使得痰浊、瘀血等病理产物堆积,造成眼部功能障碍。可应用活血化瘀、化痰通络之法改善患者症状,防止疾病反复发作。当前西医治疗方法有限,通过长时间的实践积累发现,针灸能调节疏通眼部经络,在治疗黄斑变性方面还是有一定疗效的,但需要坚持长期治疗。

针刺眼部穴位(如睛明、球后、新明、四白等)有一定的难度,操作或护理不当易造成血肿,因此操作医师需有较丰富的临床经验。已有研究证实,针刺眼眶周围穴位具有改善微循环、扩张血管、促进组织修复、改善视力的功能,对黄斑水肿、出血、渗出有不同程度的疗效。老年人在家中,自我保健,可以采用艾灸、按摩等方法,刺激这些眼周的穴位,对眼睛症状的改善有一定的辅助作用。

温馨小·贴士

黄斑变性的主要患病人群就是中老年人。黄斑变性虽说是常见病,但是得不到很好的治疗也易于造成失明。疾病早期,大多数黄斑变性患者是察觉不到的,出现显著视力下降时,才会去医院检查,这时治疗就比较困难。因此,建议中老年人最好定期到正规的医院去做眼底检查,早发现早治疗。

平素应注意饮食调养,慎食煎炸辛辣食品,多吃鱼和蔬菜、服用抗氧化剂和矿物质补充剂、戒烟、保持体重、加强锻炼等将有效减少老年黄斑变性的发生和发展。同时,避免情绪过激及抑郁,保持乐观开朗的精神状态。此外,还要注意减少光照暴露,戴太阳眼镜可对视网膜提供一定的保护作用。

第十节 老花眼

一、概述

老花眼又称"老视",常于 40 岁以后开始,逐渐产生近距离阅读或工作困难的情况,是人体功能老化的一种现象。这种由于年龄的增长所致的生理性调节减弱称为老视。随着年龄增长,眼球晶状体逐渐硬化、增厚,弹性减弱,睫状肌收缩能力降低而致调节减退,导致变焦能力降低,看近物时影像投射在视网膜时无法完全聚焦,故出现视近物模糊。

老花眼是一种生理现象,无论屈光状态如何,每个人都会发生老花眼。即使注意保护眼睛,眼睛老花的度数也会随着年龄的增长而增加,一般是按照每 5 年加深 50 度的速度递增。

中医学称之为"能远怯近症",认为本病多为年老体弱,气血渐衰,肝脾肾精气亏损,不能上输荣养眼目所致。如《外台秘要》卷十一指出:"凡人年四十五岁以后,渐觉眼暗。"

沪上中医名家养生保健指南丛书

二、诊断要点

1. 症状　临床多见于 40 岁以上,可见视远如常,视近则模糊不清,将目标移远即感清楚,故常不自主将近物远移。随着年龄增长,即使将书报尽量远移,也难得到清晰的视力。未经矫正的老视可出现眼睛胀痛、头痛等视疲劳的症状。

2. 检查　验光:先行远距屈光不正的检测,再近距离检测需要加光的量(ADD),主要有交叉视表法、负镜法等检查方法。

三、预防与养护方法

1. 艾灸

取穴:太阳(图 4－47)、风池(图 4－48)、肝俞、肾俞(图 4－49)、光明(图 4－50)。

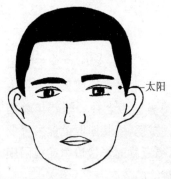

图 4－47　太阳穴位示意

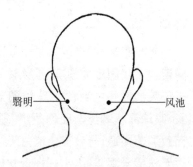

图 4－48　安眠、风池穴位示意

操作方法:取坐位或侧卧位,采用温和灸方法,点燃艾条的一端,对准穴位皮肤,与皮肤距离保持 3～5 厘米,以感觉温热舒适而无灼痛感为宜;肝俞、肾俞也可以应用百笑灸灸筒或艾灸盒进行艾灸。每日艾灸 1 次,每个穴位依次艾灸 10～15 分钟。灸头部穴位时,应该注意避免灼伤外耳或头发。

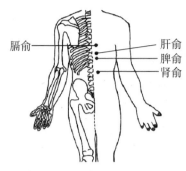

图 4－49　肝俞、肾俞穴位示意

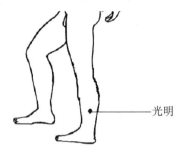

图 4－50　光明穴位示意

治疗:10 次后观察疗效,中间休息 3 日,可继续灸疗。

2. 拔罐

取穴:光明(见图 4－50)、肝俞、肾俞、脾俞、膈俞(见图 4－49)

操作方法:患者俯卧位,选择合适的罐分别吸拔在穴位上,留罐 5～10 分钟,每周 3 次。

治疗:12 次后观察疗效,中间休息 1 周,可继续治疗。

3. 刮痧

取穴:太阳(见图 4－47)、风池(见图 4－48)、肝俞、肾俞(见图 4－49)、光明(见图 4－50)。

操作方法:头项部轻刮太阳、风池,背部从上到下刮拭背部双侧肝俞直至肾俞。每周 1 次。

治疗:7 次后观察疗效,中间休息 1 周,可继续治疗。

4. 耳穴贴压

取穴:眼、肝、目 1、目 2、肾(图 4－51)。

操作方法:在选定穴上探得敏感点后,将粘有磁珠或王不留行子的耳穴胶布贴敷其上,每次取一侧耳穴。嘱患者每日按压

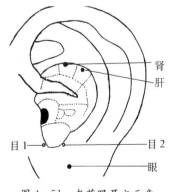

图 4－51　老花眼耳穴示意

3～4次。隔日贴敷 1 次,双耳交替。

治疗:10 次后观察疗效。

5. 穴位贴敷

取穴:太阳、翳明、风池、光明、肝俞、肾俞(见图 4 - 47～4 - 49)。

药物组成:丹参 150 克,川芎 100 克,水蛭 50 克,桂枝 100 克,柴胡 100 克,白芍 150 克,枸杞 150 克。

操作方法:以上药物研细为粉,以白醋为辅料调为糊状备用。穴位敷贴前应用乙醇棉球清洁穴位皮肤,将药糊敷于穴位上,用胶布贴敷。24 小时后去除。每日 1 次。

治疗:7 次后观察疗效。

6. 推拿按摩

(1) 方法一

取穴:太阳、光明、肝俞、肾俞。

操作方法:指尖按揉太阳、光明 100 下左右,力度适中,以有酸胀感、发热为宜,每日 1 次。手掌搓热,在背部肝俞、腰部肾俞各按揉 100 下左右,力度要大,感觉有温热感为宜,每日 1 次。

治疗:6 次后观察疗效。中间休息 1 日,可继续治疗。

(2) 方法二

取穴和操作方法:双手中指分别按住双眼眉毛横向按摩 20 次;双手除拇指外其余四指分别按住双眼由里向外按摩 20 次;双手中指分别按住鼻梁两侧由下向上按摩 20 次;双手中指分别按住头部两侧太阳顺时针按摩 20 次,再逆时针按摩 20 次;双手拇指分别按住双耳根部上下按摩 20 次;双手拇、食指分别捏住左右耳垂向下拉 20 次。每日 1 次。

治疗:6 次后观察疗效。中间休息 1 日,可继续治疗。

7. 食疗

(1) 枸杞叶猪肝汤

原料和制法:枸杞叶 100 克,猪肝 200 克,调味品适量。将枸杞叶洗净待用。将猪肝洗净切片,放入煮沸的汤锅中,再加入料酒、葱花、姜末等调料,煨煮 30 分钟,待猪肝煮熟后加入洗净的枸杞叶,再煮 10 分钟左右即成。

用法:每日佐餐食用。

功效:滋肾、养肝、明目,适用于肝肾不足型老花眼患者。

(2) 黑芝麻粉

原料和制法:黑芝麻 500 克,炒后研粉。

用法:每天早晨起床后、晚上临睡前,各服 1 汤匙(约 20 克)。坚持服用。

功效:滋肾养肝明目。

(3) 草决明粥

原料和制法:草决明 15 克,大米 120 克,冰糖适量。草决明与大米加水适量煮粥后,再加冰糖,待冰糖溶化后即可食用。

用法:每日 1 次,连用 3～4 个月。

功效:清肝明目。

(4) 芝麻花生豆浆

原料和制法:黑芝麻 15 克,花生仁 25 克,豆粉 50 克。将黑芝麻、花生仁炒熟,研成细末待用。将豆粉入锅加适量清水煮沸,再加入花生仁末和黑芝麻末,搅拌均匀即成。

用法:早、晚饮用 1 次。

功效:健脾益肾、补气养血,适用于气血两虚型老花眼患者。

(5) 胡萝卜苹果豆浆

原料和制法:胡萝卜、苹果各 50 克,豆浆 200 毫升,柠檬汁 5 毫升。将胡萝卜、苹果切碎,放入榨汁机中榨成混合汁,与豆浆、柠檬汁搅拌均匀即成。

用法:早、晚各饮用 1 次。

功效:适用于各型老花眼患者。

(6) 枸杞粥

原料和制法:枸杞 30 克,粳米 100 克。洗净后同煮成粥。

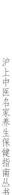

用法：可作为每日早餐食用。

功效：补肾保肝明目，适用于肝肾不足型老花眼患者。

✚ 老中医的话

对于大多数人而言，随着年龄的增长会患上老花眼，老花眼已经成了老年人的象征。中医学把老花眼称为"能远怯近症"，即眼睛看远处较清楚，看近处模糊，主要是由于肝肾阴虚，肾精亏损，导致视力减退、目视昏花。治宜补肾养阴、益精明目。中成药可选明目地黄丸、石斛夜光丸等药常服。

了解并正确运用老花眼的自我预防和养护方法，对于患者来说非常重要，可以帮助改善老花眼的状况，防止老花眼过早出现和过快发展。

✚ 温馨小·贴士

老花眼是正常的生理现象，一般有明显的年龄特征，常见于40岁以上人群。老花眼与远视眼虽然均为"能远怯近"，即远视正常、近视模糊，但是机制有着本质的不同。老年人视近物不清楚，应至医疗机构检查，以明确是老花眼还是远视眼。

老花眼早期视近物模糊，须到医院眼科验光并选配适宜的老花镜；同时多食用富含维生素 C、维生素 E 的食物，如芝麻、核桃仁、红枣、苹果、橘子、柠檬等。饮食以富含多种营养成分、有抗老防衰作用的食物为宜。平素应注意做到起居有常，精神愉悦，摒弃不良生活习惯，不过度用眼，并注意适当运动。

第十一节　带状疱疹后遗神经痛

一、概述

带状疱疹后遗神经痛是带状疱疹最常见的并发症之一，指带状疱疹患者在疱疹愈合后的皮损区出现疼痛的时间超过 1 个月的一种神经病理性疼痛综合征。临床表现为皮损区的烧灼样、电击样、刀割样及针刺样疼痛，严重影响患者的生活质量和身心健康。出现疱疹后遗神经痛时，一定要及时治疗，病程越长治疗越困难。

本病发病率相当高，有研究显示带状疱疹后 1 个月后遗神经痛的发病率为 19.2%，3 个月为 7.2%，1 年为 3.4%。中老年发病率更高，且临床症状重、缠绵不愈、顽固难除，最终导致患者的生活质量明显减低。现代医学认为本病是由于疱疹病毒侵犯脊髓神经根，致使神经纤维粘连形成瘢痕有关。后遗神经痛的发生与年龄密切相关：50 岁以下人群患疱疹后很少发展为后遗神经痛；50 岁以上人群是带状疱疹后遗神经痛的主要人群，占受累人数的 75% 左右。60 岁以上的患者约 40% 发展为后遗神经痛。70 岁以上人群发病的概率为 70%。

目前关于带状疱疹后遗神经痛的病因尚未明确，治疗缺乏安全可靠有效的手段。现代医学常用治疗方法为抗病毒类药物、镇痛药物、维生素、外用药物擦敷、神经活性药物等，以及神经外科等方法。虽可以不同程度地减少患者的疼痛，但长期服用抗病毒及止痛药物会对机体产生不良反应或依赖性，手术也存在轻偏瘫、感觉缺损等风险。

带状疱疹俗称"蛇丹"，因其好发胸腰部，故也称"缠腰火丹""串腰龙"，其他如面部、下肢等处也可发生，又称"蜘蛛疮""蛇窜疮"。中医学认为带状疱疹的发生多由感受风火或湿毒之邪引起，与情志、饮食、起居不调等因素有一定关系。而后遗神经痛多由于患者体弱，正气不足，正不胜邪或湿热毒邪未尽，损伤经络，经气不宣，气滞血瘀所致。

二、诊断要点

1. 症状 本病临床症状主要表现为带状疱疹所在部位的

沪上中医名家养生保健指南丛书

沿神经分布的疼痛,根据发病部位不同,其疼痛分布区域也不同。

(1) 疼痛特点:主要是相应区域的神经受累,疼痛主要呈跳跃性疼痛、烧灼痛、间歇性刺痛以及感觉异常。

(2) 疼痛区域:根据疱疹发生部位不同,疼痛分布也不一样。胸腰部主要沿着脊柱神经分布,多为单侧,极少超过前正中线;头面部主要累及三叉神经、面神经等区域。

2. 检查

(1) 既往有明确的带状疱疹病史,且疼痛区域在既往带状疱疹发病的部位,结合病史一般不难作出诊断。

(2) 本病须与单纯性疱疹鉴别,后者好发于皮肤黏膜交界处,多出现于发热性疾病过程中,且有反复发作史。

三、 预防与养护方法

1. 艾灸

取穴:病灶局部、病灶对应同节段背俞穴(图4-52)。

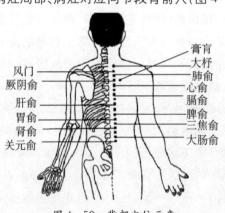

风门
厥阴俞
肝俞
胃俞
肾俞
关元俞

膏肓
大杼
肺俞
心俞
膈俞
脾俞
三焦俞
大肠俞

图 4-52 背部穴位示意

操作方法:将艾条点燃对上述部位进行温和灸施灸并缓慢移动艾条,当灸至某个穴位或施灸点出现特殊感觉时即可在该点固定艾条进行悬灸,以温灸直至感传消失为度。在温灸过程中,若感觉温灸热在传导过程中出现阻滞,停于某点的时候,可另行点燃一根艾条,在该点处悬灸至热继续传导,直至温热感传至病所。

治疗:10 次后观察疗效,中间休息 3 日,可继续灸疗。

2. 拔罐

取穴:病灶局部、病灶同侧背俞穴(见图 4 - 52)。

操作方法:根据病情可采用闪罐法、留罐法、走罐法以及刺络拔罐等方法。对于病灶部位不适合留罐的,可采用闪罐法,在病灶部位反复拔罐 8～10 次,不留罐;对病灶局部有明显瘀血点的,可采用刺络拔罐法,先在病灶局部消毒后,采用三棱针点刺后迅速拔罐,留罐 3～5 分钟后取罐,注意拔罐后病灶的消毒,预防感染。

治疗:10 次后观察疗效。中间休息 1 周,可继续治疗。

3. 刮痧

取穴:病灶局部阿是穴。

操作方法:先在病灶局部涂上凡士林等润滑剂,用刮痧板在病灶局部来回刮拭,直至出现淡红或深红的痧点。

治疗:6 次后观察疗效,休息 1 周,可继续治疗。

4. 耳穴贴压

取穴:神门、内分泌、心、肝、胆、肺以及发病部位相对应的耳穴(图 4 - 53)。

操作方法:在选定穴上探得敏感点后,将粘有磁珠或王不留行子的耳穴胶布贴敷其上,每次取一侧耳穴。嘱患者每日按压 3～4 次。隔日贴敷 1 次,双耳交替。

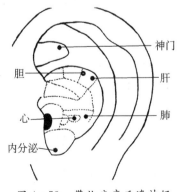

图 4 - 53　带状疱疹后遗神经痛耳穴示意

治疗：10 次后观察疗效,间隔 5～7 日,可继续治疗。

5. 穴位贴敷

取穴：病灶阿是穴。

药物组成：生胆南星 15 克,生川乌 15 克,白附子 15 克,细辛 10 克,生姜、葱白适量。

操作方法：将上述药物捣碎热蒸后外敷患处。

治疗：6 次后观察疗效。

6. 推拿按摩

取穴：病灶局部,对应同侧背俞穴(见图 4-52)。

操作方法：疼痛部位位于头面及上肢的患者,取坐位,医者用一手固定患者头部,用一指禅法推颈椎两侧的膀胱经,从风池到大椎左右各 3 遍,并在阿是穴或有结节处重复施治。然后再用拿法,从风池到大椎 3 遍。用颈部斜扳法施于颈部左右各 1 次,再拔伸牵引颈部,或配合颈椎牵引器牵引颈部。嘱患者尽量少低头,严禁高枕或躺在床上看书、看电视,改掉对颈椎有伤害的习惯。疼痛位于躯干及位于下肢者,取俯卧位。根据神经痛所在的区域找到支配疼痛区域的神经根部,医者用一指禅推法施治于该部位,用滚法施治于神经根附近的膀胱经,约 3 分钟。双手叠放于此神经根所对应的脊椎棘突上,用掌根有节奏地向下按压 20 次,力量由轻逐渐加重,最大力量不能超过患者的耐受度。同时嘱患者张口呼吸不要屏气。神经根痛位于胸椎附近者,端坐,医者用阔胸牵引扳法施治于胸椎。神经根痛位于腰椎附近者,用腰部斜扳法施于腰部治疗。隔日治疗 1 次。

治疗：6 次后观察疗效,中间休息 1 日,可继续治疗。

7. 食疗

(1) 丹参川芎瘦肉汤

原料和制法：丹参、川芎各 15 克,猪瘦肉 150 克。加水适量放砂锅内炖煮至熟。

用法：调味温服,每日 1 次,10 次为 1 个疗程。

功效:活血化瘀止痛,用于瘀血内阻之后遗神经痛。

(2) 四君子瘦肉汤

原料和制法:党参 15 克,白术 15 克,茯苓 30 克,炙甘草 9 克,瘦肉 150 克。加水适量放砂锅内炖煮至熟。

用法:调味温服,每日 1 次,吃肉喝汤,10 次为 1 个疗程。

功效:健脾补气,用于气虚体弱、正气不足的患者。

(3) 沙参麦冬饮

原料和制法:沙参、麦冬、玉竹各 15 克。加水煮开后文火稍煮片刻即可。

用法:代茶频饮。

功效:滋阴清热,适用于阴虚火旺型疼痛。

➕ 老中医的话

本病多由带状疱疹治疗不及时或未经规范治疗等原因引起,在老年患者中占有较高的比例。病情以虚证为主或虚实夹杂,中医采用健脾补气、活血化瘀等为主要治法。

在特定穴位上艾灸、拔罐、刮痧、耳穴贴压、穴位敷贴、推拿按摩等可以疏经通络、调和气血、活血化瘀而达到止痛目的。

中西医结合治疗可提高疗效。西药抗病毒药物阿昔洛韦、维生素等对本病治疗有一定效果,但也存在一定的不良反应,因此服药时间不宜过长。

➕ 温馨小·贴士

带状疱疹后遗神经痛多由于老年患者正气不足,抵抗力低下,加之肝胆湿热蕴蒸、气血运行失于通畅等导致。

本病病情反复,不易完全根治。因此患者平素更应注意饮食起居,避风寒,调畅情志,加强身体锻炼,提高机体抗病能力。忌食辛辣刺激性的食物以及羊肉、虾、蟹、黑鱼等发物。

沪上中医名家养生保健指南丛书

第十二节 失眠

一、概述

失眠是一种常见的生理心理疾病,是指患者对睡眠时间和(或)质量不满足并影响日间社会功能的一种主观体验。表现为各种原因引起的入睡困难、睡眠深度不够或频度过短、早醒、睡眠时间不足或睡眠质量差等,是一种常见病。长期失眠会给人们的正常生活和工作带来严重影响,甚至会造成严重的意外事故。

人一旦上了年纪,就会觉得睡眠时间、睡眠质量大不如前,不仅入睡难,睡眠浅,还容易早醒。如果长时间不能够拥有足够的睡眠时间和睡眠质量,对老年人的身体健康是有很大影响的。所以,老年人更要重视对睡眠的养护。

根据失眠时间的长短,失眠可以分为3种类型(表4-5)。

表4-5 失眠分型及其病因和特点

失眠分型	病因和特点
短暂性失眠	失眠时间少于1周。大部分人在感受到压力、刺激、兴奋、焦虑时,生病时,睡觉地方改变时,睡眠规律改变时(如时差,轮班工作等),都会有短暂性失眠障碍。这类失眠一般会随着事件的消失或时间的拉长而改善
短期性失眠	失眠时间在1周至1个月之间。严重或持续性压力,如重大身体疾病,家庭重大变故,严重的家庭、工作或人际关系等问题都可能会导致短期性失眠。这种失眠与压力有明显的相关性
慢性失眠	失眠时间在1个月以上。包括原发性失眠和继发性失眠。原发性失眠病因不详,但多认为精神生理性失眠为原发性失眠中最重要的原因。继发性失眠多由精神疾病、身体的疾病、药物使用,或其他特定的睡眠疾病所引发

失眠属于中医学"不寐"的范畴,多因情志失常、思虑过度、

饮食不节、劳逸失调、病后体虚所致。病位主要在心,与肝脾肾有关。主要病机为阳盛阴衰,阴阳失交,阳不入阴。病理性质有虚实两方面,以虚者为多。由肝郁化火、痰热扰心而致心神不安为实证;由心胆气虚、心脾两虚、心肾不交而致心神失养为虚证。久病可表现为虚实夹杂。

二、诊断要点

1. 症状　入睡困难、睡眠质量下降(睡眠不深、易醒和早醒、醒后再入睡难)、睡眠时间减少。

伴随症状:疲劳感、不安、全身不适、无精打采、反应迟缓、头痛、头昏、乏力、心慌心烦、记忆力下降、注意力不集中等。

2. 检查

(1) 多导睡眠脑电图:平均睡眠潜伏时间延长(>30 分钟)、实际睡眠时间减少(每晚<6.5 小时)、觉醒时间增多(每晚>30 分钟)。

(2) 病因学排除检查:失眠的发生常常与内分泌功能、肿瘤、糖尿病等相关,需进行甲状腺功能检查、性激素水平检查、肿瘤标记物检查、血糖检查等。部分患者需要借助脑 CT 及 MRI 排除由脑器质性病变引起的失眠。

三、预防与养护方法

1. 艾灸

(1) 方法一

取穴:神门、四神聪、安眠(图 4-54)、足三里(图 4-55)。

操作方法:每日艾灸 1 次,每个穴位依次艾灸 10～15 分钟,以局部皮肤出现红晕为度。可采用回旋灸方法,点燃艾条的一端,对准穴位皮肤,与皮肤距离保持 3～5 厘米,以感觉温热舒适而无灼痛感为宜;也可以应用百笑灸灸筒或艾灸盒进行艾灸。

沪上中医名家养生保健指南丛书

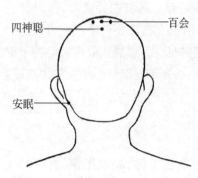

图 4-54 四神聪、安眠、百会穴位示意

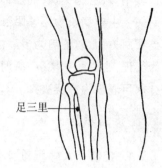

图 4-55 足三里穴位示意

治疗:10 次后观察疗效。

(2) 方法二

取穴:百会(见图 4-54)、涌泉。

操作方法:采用悬灸的方法进行艾灸,点燃艾条的一端,对准穴位皮肤,与穴位皮肤保持 3～5 厘米,以感觉温热舒适而无灼痛感为宜。每个穴位艾灸 15 分钟。每日艾灸 1 次。

治疗:10 次后观察疗效。

2. 拔罐

取穴:心俞、肝俞、脾俞、肾俞(见图 4-52)。

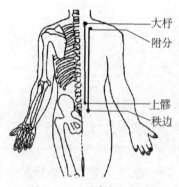

图 4-56 刮痧部位示意

操作方法:患者仰卧位,将罐分别吸拔在上述穴位上,留罐 5～10 分钟,每周 3 次。

治疗:10 次后观察疗效,中间休息 1 周,可继续治疗。

3. 刮痧

取穴:双侧大杼穴间之连线;脊柱旁开 1.5 寸的心俞穴至上髎穴;脊柱旁开 3 寸的附分穴至秩边穴(图 4-56)。

操作方法:首先用刮痧板从一侧大杼穴向另一侧大杼穴方向刮,速度可逐渐加快,反复刮5～7遍;接下来再刮脊柱两旁,将刮痧板从左侧心俞穴刮至左侧上髎穴,从右侧心俞穴刮至右侧上髎穴,然后从左侧附分穴刮至左侧秩边穴,从右侧附分穴刮至右侧秩边穴。依序如法操作,轮番刮至局部皮肤出现红色紫斑为度。每3～5日1次。

治疗:7次后观察疗效,中间休息1周,可继续治疗。

4. 耳穴贴压

取穴:神门、心、皮下质、枕(图4-57)。

操作方法:在选定穴上探得敏感点后,将粘有磁珠或王不留行子的耳穴胶布贴敷其上,每次取一侧耳穴。嘱患者每日按压3～4次。隔日贴敷1次,双耳交替。

治疗:10次后观察疗效,间隔5～7日,可继续治疗。

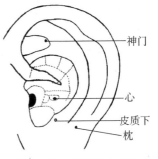

图4-57　失眠耳穴示意

5. 穴位贴敷

取穴:涌泉。

药物组成:肉桂100克,吴茱萸100克。

操作方法:将肉桂、吴茱萸共碾细末,混匀。每晚睡前用温水或温水里加食醋泡脚后,将肉桂、吴茱萸粉用75%乙醇溶液调成糊状,敷贴于双侧涌泉穴,胶布固定。第2天起床后取掉。

治疗:7次后观察疗效。

6. 推拿按摩

(1) 方法一

取穴:印堂、神庭、太阳、攒竹、睛明(图4-58)、百会、风池、安眠(图4-59)。

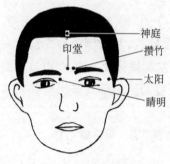

图 4-58　面部穴位示意

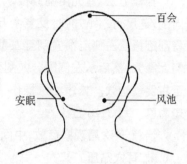

图 4-59　百会、安眠、风池穴位示意

操作方法：①取仰卧位，手掌搓热，从印堂向上推至神庭，往返 3～5 遍；再从印堂向两侧沿眉弓推至太阳穴，往返 3～5 遍。②以指按揉印堂、攒竹、睛明、太阳、百会、风池、安眠穴，每穴 0.5～1 分钟。③用拇指分推法推前额 2～3 遍，掌振百会、指振印堂，侧击头部。

治疗：6 次后观察疗效。中间休息 1 日，可继续治疗。

（2）方法二

取穴：劳宫、涌泉。

操作方法：睡前热水泡脚后，取坐位，手掌搓热，以左手劳宫穴对着右脚的涌泉穴，行掌擦法 300～500 次；再以右手劳宫穴对着左脚的涌泉穴，行掌擦法 300～500 次。

疗程：6 次为 1 个疗程。中间休息 1 日，继续下 1 个疗程。

7. 食疗

（1）天麻什锦饭

原料和制法：天麻 5 克，粳米 100 克，鸡肉 25 克，竹笋、胡萝卜各 50 克，香菇、芋头各 1 个，酱油、料酒、白糖适量。将天麻浸泡 1 小时左右，使其柔软。鸡肉切成碎末。竹笋及洗干净的胡萝卜切成小片。芋头去皮，同水发香菇洗净，切成细丝。上述原料与粳米洗净入锅中，放入白糖等调味品，用小火煮成稠饭状。

用法：每日 1 次，作午饭或晚饭食用。

功效:健脑强身、镇静安眠。

(2) 龙眼冰糖茶

原料和制法:龙眼肉 25 克,冰糖 10 克。龙眼肉洗净,同冰糖放入茶杯中,加沸水,加盖闷一会儿,即可饮用。

用法:随冲随饮,随饮随添开水,最后吃龙眼肉。每日 1 次。

功效:补益心脾、安神益智。

(3) 远志枣仁粥

原料和制法:远志 15 克,炒酸枣仁 10 克,粳米 75 克。粳米淘洗干净,锅中放入适量清水,加入洗净的远志、酸枣仁,用大火烧开移小火煮成粥。

用法:任意食用。

功效:宁心安神、健脑益智。

(4) 百麦安神饮

原料和制法:小麦、百合各 25 克,莲子肉、首乌藤各 15 克,大枣 2 个,甘草 6 克。小麦、百合、莲子、首乌藤、大枣、甘草分别洗净,用冷水浸泡半小时,倒入锅内,加水 750 毫升,用大火烧开后,小火煮 30 分钟。滤汁,存入暖瓶内,连炖 2 次,放在一起。

用法:随时皆可饮用。

功效:益气养阴、清热安神。

(5) 桂圆芡实粥

原料和制法:桂圆、芡实各 25 克,糯米 100 克,酸枣仁 20 克,蜂蜜 20 克。糯米、芡实分别洗净入锅,锅中入适量清水,加入桂圆,大火烧开,移小火煮 25 分钟,再加入酸枣仁,煮 20 分钟,食前调入蜂蜜。

用法:分早晚 2 次服食。

功效:健脑益智、益肾固精。

(6) 夜交藤大枣茶

原料和制法:夜交藤 60 克,粳米 50 克,大枣 2 枚,白糖适量。将夜交藤用温水浸泡片刻,加清水 500 毫升,煎取药汁约

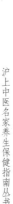

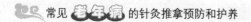

300 毫升,加粳米、白糖、大枣,加水 200 毫升,煎至粥稠即可。

用法:每晚睡前 1 小时趁热食用,连服 10 日,可继续食用。

功效:养血安神、祛风通络,治疗心烦难睡、顽固性失眠、多梦。

➕ 老中医的话

失眠在中医学中称为不寐,是由于情志,饮食内伤,病后及年迈,劳逸失调,心虚胆怯等病因,引起的以经常不能获得正常睡眠为特征的一类病症。主要表现为睡眠时间、深度的不足以致不能消除疲劳、恢复体力与精力。轻者入睡困难,或寐而不酣,时寐时醒,或醒后不能再寐,重则彻夜不寐。失眠是临床常见病症之一,常妨碍人们正常生活、工作、学习和健康。顽固性的失眠给患者带来长期的痛苦,甚至形成对安眠药物的依赖。

中医药可以调整人体脏腑气血阴阳,常能明显改善睡眠状况,且无不良反应,因而颇受欢迎。治疗本病以补虚泻实,调整脏腑阴阳为治则,实证宜疏肝泻火,清热化痰,消导和中;虚证宜益气养血,健脾补肝益肾。在特定穴位上艾灸、拔罐、刮痧、耳穴贴压、穴位敷贴、推拿按摩等均可以疏经通络、调和气血,改善机体的代谢功能,从而安神益智宁心。

➕ 温馨小贴士

失眠患者,要注意形成良好的作息规律,尽量在晚上 10 时前入睡。戒烟、酒,忌食辛辣刺激食品;晚餐不要过饱;睡前不要喝咖啡、浓茶等,不做剧烈运动,避免过度用脑。尽可能每天能泡个热水澡或睡前泡脚,促进血液循环帮助睡眠。尽量使卧房隔离噪声,养成关灯睡觉的习惯。此外,合理的运动和良好的心态对病情的好转也有积极作用。

第十三节　高血压

一、概述

高血压是最常见的心血管疾病,以体循环动脉压持续升高为主要临床表现,在未使用降压药物的情况下,收缩压≥140毫米汞柱和(或)舒张压≥90毫米汞柱。早期可能无症状或症状不明显,随病程延长会出现头痛、头晕、注意力不集中、记忆力减退、心悸、胸闷、肢体麻木、乏力等症状,后期会出现心、脑、肾等器官的损害和病变,最终导致这些器官的衰竭。

高血压分为两类,原发性高血压和继发性高血压。两者的病因和特点见表4-6。

表4-6　高血压分型及其病因和特点

高血压分型	病因和特点
原发性高血压	是一种以血压升高为主要临床表现而病因尚未明确的独立疾病,占总高血压患者的95%以上
继发性高血压	又称症状性高血压。在这类疾病中病因明确,高血压仅是该种疾病的临床表现之一,血压可暂时性或持久性升高

我国流行病学调查显示,60岁以上人群高血压患病率为49%。老年人的高血压有其自身特点,由于各器官都呈退行性变化,尤其是心血管系统动脉硬化明显,收缩压增高,而舒张压相对较低,因此老年人高血压临床表现为脉压差增大,以收缩压升高为主。同时由于老年人生理功能减退,常有冠心病、糖尿病、高脂血症等,患高血压后易引起心、脑、肾的并发症,如心绞痛、心肌梗死、脑卒中、肾功能不全等。因此,降低血压、维持血压的相对稳定,对降低老年人心脑血管病、肾病等的发病率和病

死率有着十分重要的意义。

高血压属于中医学"眩晕""头痛"的范畴,其病位在肝,病本在肾,发病与风、火、痰、瘀、虚有关。主要由于情志失调、饮食不节、劳倦内伤、久病体虚等因素,引起风、火、痰、瘀上扰清空或精亏血少,清窍失养所致。

二、诊断要点

1. 症状 早期无症状或症状不明显,仅在劳累、精神紧张、情绪波动后出现血压升高,休息后恢复正常,常在测量血压时或发生心、脑、肾并发症时才被发现。常见症状有头痛、头晕、颈部板紧、疲劳、心悸、肢体麻木等。

2. 检查

(1) 血压:在安静、清醒条件下,测量上臂肱动脉部位血压,至少 3 次非同日血压值收缩压均≥140 毫米汞柱和(或)舒张压均≥90 毫米汞柱。如果仅收缩压达到标准则称为单纯收缩期高血压。患者既往有高血压史,正在服用降压药物,血压虽正常也诊断为高血压。也可做 24 小时动态血压监测,有助于早期高血压的诊断、筛选临界及轻度高血压。

(2) 实验室检查:实验室检查可帮助高血压的诊断和分型,了解靶器官的功能状态。眼底检查、血常规、尿常规、肾功能、尿酸、血脂、餐后 2 小时血糖、电解质(尤其血钾)、心电图、胸部 X 线检查等,均为高血压的常规检查项目。

三、预防与养护方法

1. 艾灸

取穴:内关、关元、足三里(图 4-60)、百会、风池(图 4-61)、涌泉(图 4-62)。

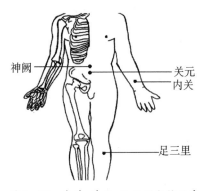

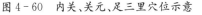

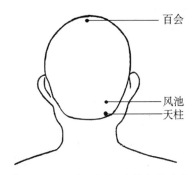

图 4-60 内关、关元、足三里穴位示意　　图 4-61 百会、风池、天柱穴位示意

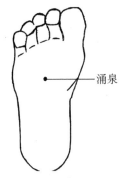

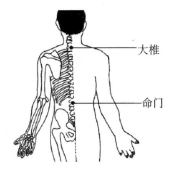

图 4-62 涌泉穴位示意　　图 4-63 大椎、命门穴位示意

　　操作方法:每日艾灸 1 次,每个穴位依次艾灸 10～15 分钟,以局部皮肤出现红晕为度。行艾灸时,取仰卧位,可采用温和灸方法,点燃艾条的一端,对准穴位皮肤,与皮肤距离 3～5 厘米,以感觉温热舒适而无灼痛感为宜;也可以应用百笑灸灸筒或艾灸盒进行艾灸。

　　治疗:10 次后观察疗效,中间休息 3 日,可继续灸疗。

　　2. 拔罐

　　取穴:大椎、命门(图 4-63)。

　　操作方法:患者俯卧位,用闪罐法与留置罐法结合。一般在

沪上中医名家养生保健指南丛书

上述所拔穴位上连续闪火扣拔 3～5 下后,再静置留罐 10 分钟。每周 3 次。

治疗:12 次后观察疗效,中间休息 1 周,可继续治疗。

3. 刮痧

取穴:百会、风池、天柱(见图 4 - 61)、太阳、肩井、人迎、曲池、内关、风市、足三里。

操作方法:根据上述经穴,依下列顺序进行刮拭治疗。①头部由百会向颞部刮至太阳2～3 圈,并在百会、太阳重刮 3～5下。②由风池、天柱刮至肩井,并在风池、天柱、肩井重刮3～5 下;刮拭人迎穴,手法宜轻柔。③背部刮拭脊柱及背两侧的膀胱经。④上肢刮拭曲池、内关。⑤下肢刮拭风市、足三里。一般每个部位刮 20 次左右,以患者耐受或刮出痧为度。每周1 次。

治疗:7 次后观察疗效,中间休息 1 周,可继续进行治疗。

4. 耳穴贴压

取穴:肾上腺、皮质下、降压沟、心、交感、耳尖(图 4 - 64)。

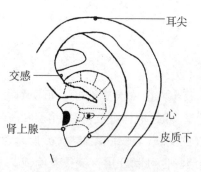

图 4 - 64 高血压耳穴示意

操作方法:在选定穴上探得敏感点后,将粘有磁珠或王不留行子的耳穴胶布贴敷其上,每次取一侧耳穴。嘱患者每日按压 3～4 次。隔日贴敷 1 次,双耳交替。

治疗:10 次后观察疗效,间隔 5～7 日,可继续治疗。

5. 穴位贴敷

取穴:涌泉。

药物组成:吴茱萸 30 克,肉桂 30 克。

操作方法:以上药物研细为粉,以白醋为辅料调为糊状备用。穴位敷贴前应用 75% 乙醇棉球清洁穴位皮肤,将药糊敷于穴位上,用胶布贴敷。24 小时后去除。每日 1 次。

治疗:7 次后观察疗效。

6. 推拿按摩

取穴:百会、风池(见图 4 - 61)、印堂、太阳、攒竹(图 4 - 65)。

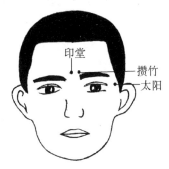

操作方法:患者取坐位或仰卧位,手掌搓热,以指按揉以上穴位,每穴 100 下左右,力度要大,感觉有温热感为宜,每日 1 次。结合抹前额 3～5 遍,从前额发际处至风池处做五指拿法,反复 3～5 遍。指尖叩击前额至头顶,反复 3～5 遍。

图 4 - 65　印堂、太阳、攒竹穴位示意

治疗:6 次后观察疗效。中间休息 1 日,可继续治疗。

7. 食疗

(1) 鲜芹菜汁

原料和制法:将鲜芹菜 250 克洗净,用沸水烫 2 分钟,切碎绞汁。

用法:任意饮用,每次服 100 毫升,每日 2 次。

功效:平肝镇静、降压利尿。

(2) 菊花乌龙茶

原料和制法:杭菊 10 克,乌龙茶 3 克。用沸水冲泡。

用法:任意饮用。

功效:清肝明目。

(3) 菊楂决明饮

原料和制法:菊花 10 克,生山楂 15 克,草决明 15 克,冰糖适量。3 药同煎,去渣取汁,调入冰糖。

用法:任意饮用。

沪上中医名家养生保健指南丛书

功效:清肝疏风、活血化瘀。

(4) 荷叶粥

原料和制法:鲜荷叶 1 张,粳米 100 克,白糖适量。先将荷叶与粳米一同煮成粥,调入白糖。

用法:任意食用,每日 1 次。

功效:清热生津止渴。

(5) 荠菜粥

原料和制法:荠菜 250 克,粳米 100 克。将荠菜洗净切碎与粳米同煮粥。

用法:任意食用,每日 1 次。

功效:清热解毒、养肝明目、利水消肿。

(6) 车前子粥

原料和制法:车前子 20 克,粳米 100 克。将车前子装入布袋,加水浓煎取汁,加入粳米同煮成粥。

用法:任意食用,每日 1 次。

功效:利水消肿、养肝明目,适用于原发性高血压病、肥胖患者。

(7) 三鲜茶

原料和制法:鲜荷叶、鲜藿香、鲜佩兰叶各 10 克。将鲜荷叶、鲜藿香、鲜佩兰叶洗净后,切碎,然后用开水冲泡或稍煮代茶饮用。

用法:每日 1 剂,代茶饮。

功效:和中化湿,适用于痰湿内阻型高血压。

(8) 桃仁莲藕汤

原料和制法:桃仁 12 克,莲藕 250 克,将莲藕洗净切成小块,与桃仁一起加清水适量煮汤,调味饮汤食莲藕。

用法:每日 1 次。

功效:活血通络散瘀,适用于瘀血阻络型高血压。

✚ 老中医的话

中老年高血压患者逐年递增,关爱老年人健康就不能忽视老年高血压的防治。老年患者并发症与合并症多,临床用药时需特别注意,不要应用使并发症加重的药物。服药时务必遵医嘱规则用药,不要擅自停换药物,以免加重病情。

中医学认为本病多由于精神紧张、情志不畅、饮食失调、烟酒过度、劳倦内伤等引起。中医在改善高血压临床症状方面效果明显,能有效提高患者的生存质量;且降压作用平和、稳定,可以防止血压的较大波动,减少心、脑、肾等靶器官的损害。在特定穴位上艾灸、拔罐、刮痧、耳穴贴压、穴位敷贴、推拿按摩等均可以疏通经络,降压利尿,改善机体代谢功能,从而改善血压。但这些方法均属于辅助疗法,不能替代西药治疗,需长期坚持应用,可以起到减少西药用量、减毒增效的作用。

✚ 温馨小贴士

高血压病程长,病情进展程度不一,但对心、脑、肾是一个很重要的致病因素。积极预防、治疗可防止高血压对靶器官的损害。

高血压患者应严格遵循饮食控制原则,合理饮食才能远离容易导致血压升高的因素。应注意减少钠盐摄入,忌食过咸食物及腌制品、皮蛋及含钠高的食物;增加钾盐摄入,多食用西红柿、黄豆芽、香菇、香蕉、菠萝、橘子等含钾高的蔬菜和水果;增加钙的摄入,多食含钙丰富的食物如牛奶、鱼类、虾类、核桃、木耳、紫菜、红枣等;控制体重,减少脂肪和糖类(碳水化合物)的摄入量;戒烟,不过量饮酒;不宜进食辛辣热性、肥甘厚味之品,以免助热伤阴,加重病情。同时,应尽量保持轻松乐观情绪,消除社会心理紧张刺激因素;适度活动,如散步、太极拳、广播操、广场舞等,每次活动30分钟,每周5～6次。

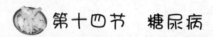

第十四节 糖尿病

一、概述

糖尿病是一种多病因的代谢疾病,因患者尿液甘甜故称为糖尿病。该病系体内胰岛素分泌缺陷或作用缺陷而引起的糖、蛋白质、脂肪、水和电解质等一系列代谢紊乱,以高血糖为主要特点,有多尿、多饮、多食、消瘦等临床症状。多由于过食肥腻和甜食等高能量食物、过度饮酒、过度劳累、遗传、自身免疫、长期精神刺激等因素所导致。长期存在高血糖,会导致机体各组织,特别是眼、肾、心脏、血管、神经等的慢性损害和功能障碍,所以糖尿病患者一定要严格控制好血糖。

糖尿病分为 4 型:1 型、2 型、特殊型和妊娠期糖尿病(表 4-7)。本文重点讨论 2 型糖尿病的预防和防护。

表 4-7　糖尿病分型及其病因和特点

糖尿病分型	病因和特点
1 型糖尿病	由胰腺β 细胞破坏或原发性β 细胞功能缺陷所致,常出现胰岛素完全缺乏,因此患者对胰岛素依赖。临床称为胰岛素依赖型糖尿病
2 型糖尿病	包括胰岛素抵抗和(或)分泌缺陷,属于胰岛功能相对丧失,临床称为非胰岛素依赖型糖尿病
特殊型糖尿病	包括β 细胞的遗传性缺陷、内分泌病和化学物质或药物引起的糖尿病,因为病因不同而区别于 1 型或 2 型糖尿病
妊娠期糖尿病	属于妇女妊娠期间引起的暂时性血糖升高,源于细胞的胰岛素抵抗,系妊娠期妇女分泌的激素导致。分娩后大部分可自行痊愈

糖尿病属于中医学"消渴症"的范畴,病变脏腑主要在肺、胃、肾,尤以肾为关键。基本病机为阴津亏耗,燥热偏盛,以阴虚

为本,燥热为标,两者互为因果。消渴日久,病情失控,阴损及阳,则致气阴两伤、阴阳俱虚、络脉瘀阻,而出现疖、痈、眩晕、胸痹、目盲、肢体麻疼、下肢坏疽、肾衰水肿等兼症。

二、诊断要点

1. **症状** 本病临床症状主要表现为"三多一少症",即口渴多饮、善饥多食、尿频量多、消瘦无力。

(1) 口渴多饮:多尿失水后便口渴频饮,饮水次数及饮水量均大增。

(2) 善饥多食:食欲常亢进,易有饥饿感,一日进食 5～6 次,主食多达 0.5～1 千克,食菜量也比正常人多 1 倍以上,但仍不满足。

(3) 尿频量多:患者尿意频频,多者一昼夜 20 余次,夜间多次起床小便还会影响睡眠。不仅尿次多,尿量也大,1 日总尿量常在 2 升以上,偶尔可达 10 余升。

(4) 伴随症状:疲乏、虚弱、瘙痒、面容憔悴、精神不振、阳痿不育、月经失调、便秘、视力障碍等。

2. **检查**

(1) 血糖:空腹血糖≥7.0 mmol/L(126 mg/dl);任意时间血糖≥11.1 mmol/L(200 mg/dl)。

(2) 口服糖耐量试验:用 75 克无水葡萄糖的水溶液进行口服糖耐量试验后 2 小时静脉血浆葡萄糖≥11.1 mmol/L(200 mg/dl)。

(3) 糖化血红蛋白:糖化血红蛋白≥6.5%。

三、预防与养护方法

1. **艾灸**

取穴:①肺俞、胰俞、脾俞、肾俞(图 4－66);②关元(图 4－67)、三阴交、太溪(图 4－68)。

沪上中医名家养生保健指南丛书

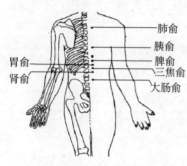

图 4-66 背部穴位示意

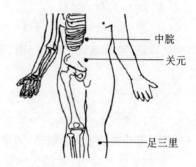

图 4-67 中脘、关元、足三里穴位示意

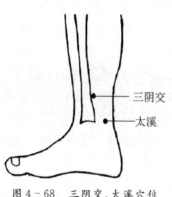

图 4-68 三阴交、太溪穴位示意

操作方法：两组穴位交替使用，每日艾灸1次，每个穴位依次艾灸10～15分钟，以局部皮肤出现红晕为度。①胰俞、脾俞、肾俞进行艾灸时，取俯卧位，可采用温和灸方法，点燃艾条的一端，对准穴位皮肤，与皮肤保持3～5厘米，以感觉温热舒适而无灼痛感为宜；也可以应用百笑灸灸筒或艾灸盒进行艾灸。②关元、三阴交、太溪进行艾灸时，取坐位或者仰卧位，关元穴可以采用百笑灸灸筒或艾灸盒进行艾灸，三阴交、太溪可以采用回旋灸，与皮肤距离3～5厘米，以感觉温热舒适而无灼痛感为宜。

治疗：10次后观察疗效，中间休息3日，可继续灸疗。

2. 拔罐

(1) 方法一

取穴：肺俞、胰俞、脾俞、胃俞、肾俞、三焦俞、大肠俞(见图4-66)。

操作方法：患者俯卧位，每次从上述穴位中选择3～4个穴位,将罐分别吸拔在穴位上,留罐 5～10 分钟,每周 3 次。

治疗:12 次后观察疗效,中间休息 1 周,可继续治疗。

(2) 方法二

取穴:三阴交、太溪(见图 4－68)、足三里(见图 4－67)、曲池、手三里、合谷(图 4－69)。

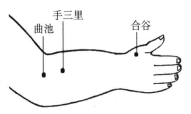

图 4－69　曲池、手三里、合谷穴位示意

操作方法:依照穴位部位选取合适大小的抽气罐,将罐分别吸拔在穴位上,留罐 5～10 分钟,隔日 1 次。

治疗:15 次后观察疗效,中间休息 1 周,可继续治疗。

3. 刮痧

取穴:肺俞、胰俞、脾俞、胃俞、肾俞、三焦俞(见图 4－66)、中脘、关元(见图 4－67)。

操作方法:从上到下刮拭背部双侧肺俞、胰俞、脾俞、胃俞直至三焦俞、肾俞;腹部以神阙为界,分上下两段从上向下刮拭腹部中脘至关元。每周 1 次。

治疗:7 次后观察疗效,中间休息 1 周,可继续治疗。

4. 耳穴贴压

取穴:主穴:胰胆、内分泌、缘中;配穴:多饮者加肺、渴点,多食者加脾、胃、饥点,多尿者加肾(图 4－70)。

操作方法:取以上主穴并随症取配穴。在选定穴上探得敏感点后,将粘有磁珠或王不留行子的耳穴胶布贴敷其上,每次取一侧耳穴。嘱患者每日

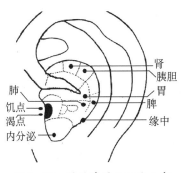

图 4－70　糖尿病耳穴穴位示意

沪上中医名家养生保健指南丛书

按压 3～4 次。隔日贴敷 1 次，双耳交替。糖尿病患者易于感染，耳压手法不宜过重，以防压破耳部皮肤。

治疗：10 次后观察疗效，间隔 5～7 日，可继续治疗。

5. 穴位贴敷

取穴：胰俞、脾俞、肾俞、三阴交、太溪、足三里。

药物组成：丹参 150 克，川芎 100 克，水蛭 50 克，桂枝 100 克，桃仁 100 克，红花 50 克，玄胡 100 克。

操作方法：以上药物研细为粉，以白醋为辅料调为糊状备用。穴位贴敷前应用乙醇棉球清洁穴位皮肤，将药糊敷于穴位上，用胶布贴敷。24 小时后去除。每日 1 次。

治疗：7 次后观察疗效。

6. 推拿按摩

取穴：肾俞、关元、中脘、承浆（图 4-71）。

操作方法：手掌搓热，放在腰部的肾俞穴上，按揉 100 下左右，力度要大，感觉有温热感为宜，每日 1 次。用中指指端顺时针和逆时针用力按摩承浆各 30 下，按下时呼气，抬起时吸气，如此缓慢进行 10 次，每日 3～5 次。

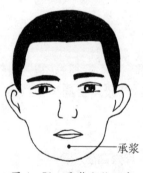

图 4-71 承浆穴位示意

承浆

用手掌顺时针、逆时针各按摩摩擦肚子 3 分钟，再用双手手掌从侧腰向肚脐中间按揉 2 分钟，然后用小指按关元，拇指按中脘，每个穴位轻轻按压 30 下，每日 2～3 次。

治疗：6 次后观察疗效，中间休息 1 日，可继续治疗。

7. 食疗

(1) 山药炖猪肚

原料和制法：猪肚、山药各适量。将猪肚煮熟，再入山药同炖至烂。

用法:稍加盐调味,空腹食用,每日 1 次。

功效:滋养肺肾,适用于消渴多尿者。

(2) 三七排骨汤

原料和制法:排骨 300 克,三七粉 3 克。将排骨煮熟炖汤,每 500 克汤内加入三七粉 3 克共煮。

用法:稍加盐调味,饭前食用,每日 1 次。

功效:活血化瘀、滋补强壮。

(3) 天花粉粥

原料和制法:天花粉 30 克,粳米 100 克。先煎天花粉,去渣,取汁,再入米煮作粥。

用法:任意食用。

功效:清肺止渴、生津除烦,适用于糖尿病心烦口渴及肺热咳嗽者。

(4) 地骨皮粥

原料和制法:地骨皮 30 克,桑白皮 15 克,麦冬 15 克,粳米 50 克。先煎前 3 味药,去渣,取汁,与粳米共煮为稀粥。

用法:任意食用。

功效:清肺降火、生津止渴,适用于糖尿病多饮、身体消瘦者。

(5) 猪肚粥

原料和制法:雄猪肚 1 具、粳米 100 克,豆豉、葱、椒、姜各适量。先将猪肚洗净,煮取浓汤,去肚,入粳米煮作粥,再下豉、葱、椒、姜等调料。

用法:任意食用。

功效:补中气、健脾胃,适用于糖尿病患者。

✚ 老中医的话

本病以阴虚为本,燥热为标,中医以清热生津、益气养阴为主要治法。初期糖尿病患者,其体质较好,且病多在胃肠胆腑,

沪上中医名家养生保健指南丛书

故西药治疗效果往往良好。若患病 5 年以上,则病证多虚实夹杂,需配合中药加以扶正祛邪,调整机体阴阳平衡。

在特定穴位上艾灸、拔罐、刮痧、耳穴贴压、穴位敷贴、推拿按摩等可以疏经通络、调和气血,改善机体代谢功能,从而可使血糖降低。

中西医结合治疗可提高疗效。西药使用上,1 型糖尿病以注射胰岛素为主,2 型糖尿病先以饮食调理配合口服药物治疗。一直服用降血糖药物者,不可骤然停药,只能在血糖稳定时逐渐减少药物用量。

温馨小·贴士

糖尿病多由饮食不节、情志失调、劳欲过度,致使肺、脾、肾三脏阴虚燥热,热烁津液而发。

患者一定要合理控制饮食中的糖量,保持精神愉快,坚持治疗,不暴饮暴食,营养要均衡,生活有规律,吃饭要细嚼慢咽,多吃蔬菜,少食多餐,保持七分饱,尽可能不在短时间内吃含葡萄糖、蔗糖量大的食品,这样可以防止血糖在短时间内快速上升,对保护胰腺功能有帮助。糖尿病患者不能吃糖是指日常饮食不能直接食用蔗糖和葡萄糖,果糖是可以吃的(果糖多存在于水果中),果糖的分解不需要胰岛素的参与。但蜂蜜的主要成分是果糖与葡萄糖,要慎食。

同时每日至少饮水 2 000 毫升以上,多次少饮,以利于体内代谢毒物的排泄,改善血循环和微循环,降低血黏度,减少糖尿病并发症的形成。

此外,合理的运动和良好的心态对病情的好转也有积极作用。多锻炼身体,少熬夜。

第十五节　高脂血症

一、概述

高脂血症是人体脂质代谢失常,血浆内脂质浓度超过正常范围的病症。因脂质多与血浆中蛋白结合,故又称高脂蛋白血症。根据病因可分为原发性和继发性两类。原发性高脂血症,系脂质和脂蛋白代谢先天性缺陷引起;继发性高脂血症,主要继发于某种疾病,如糖尿病、甲状腺功能减退症、肝肾疾病、系统性红斑狼疮等。该病是引发和加重动脉粥样硬化的病理基础,是导致心脑血管病及肾损害、动脉栓塞性疾病的危险因素之一,严重影响人们特别是中老年人群的健康。

血脂是血液中脂质成分的总称。脂质是人体不可缺少的物质,具有十分重要的生理功能,只有在过多或过少的情况下才会给人体带来不利影响。高脂血症的发生与摄入脂质量多、脂质代谢异常和脏器功能失常等有关。当体内脂质过多超过机体清除能力时,便在血液中积聚,成为病理产物,导致动脉硬化,成为心脑血管疾病的重要因素。所以防治高脂血症对于提高中老年人的生活质量、延长寿命具有十分重要的意义。

从实用角度出发,血脂异常可进行简易的临床分型,分为高胆固醇血症、高甘油三酯血症、混合型高脂血症和低高密度脂蛋白血症(表4-8)。

表4-8　血脂异常的简易分型

分型	总胆固醇(TC)	甘油三酯(TG)	HDL-C
高胆固醇血症	增高		
高甘油三酯血症		增高	

沪上中医名家养生保健指南丛书

（续表）

分型	总胆固醇(TC)	甘油三酯(TG)	HDL－C
混合型高脂血症	增高	增高	
低高密度脂蛋白血症			降低

高脂血症属中医学"痰浊""血瘀""眩晕""胸痹"等范畴,外因多为饮食不节,过食膏粱厚味肥甘之品,致脾胃运化失常,化湿生痰;内因多为脏腑功能失调,痰浊阻滞,脉络瘀阻。基本病理为本虚标实,正虚为本,湿浊、痰浊与血瘀为标;痰瘀痹阻、脏腑功能失调是其基本病机。

二、诊断要点

1. 症状　多数患者并无任何症状和异常体征,常于体检或由于其他原因进行血液实验室检查时被发现。

伴随症状:体重超重与肥胖。较重时会出现头晕目眩、头痛、胸闷、气短、心慌、胸痛、乏力、肢体麻木等症状。

2. 检查　血脂异常是通过实验室检查发现的。测定空腹(禁食 12～14 小时)血浆或血清 TC、TG、LDL－C、HDL－C。抽血前最后一餐忌食高脂食物和禁酒。具体标准根据《中国成人血脂异常防治指南(2007)》血脂水平分层标准,见表 4-9。

表 4-9　中国血脂水平分层标准[单位:mmol/L(mg/dl)]

分层	TC	LDL－C	HDL－C	TG
合适范围	＜5.18(200)	＜3.37(130)	≥1.04(40)	＜1.70(150)
边缘升高	5.18～6.19 (200～239)	3.37～4.12 (130～159)		1.70～2.25 (150～199)
升高	≥6.20(240)	≥4.13(160)	≥1.55(60)	≥2.26(200)
降低			＜1.04(40)	

三、预防与养护方法

1. 艾灸

取穴:丰隆、足三里(图4-72)。

操作方法:丰隆、足三里依次艾灸10~15分钟,以局部皮肤出现红晕为度。可采用回旋灸方法,点燃艾条的一端,对准穴位皮肤,与皮肤距离保持3~5厘米,以感觉温热舒适而无灼痛感为宜;也可以应用百笑灸灸筒或艾灸盒进行艾灸。每日艾灸1次。

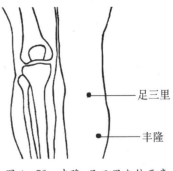

图4-72 丰隆、足三里穴位示意

治疗:10次为1个疗程,中间休息3日,开始下1个疗程灸疗。

2. 拔罐

取穴:心俞、脾俞、肝俞、肾俞、膈俞(见图4-52)。

操作方法:患者俯卧位,将罐分别吸拔在穴位上,留罐5~10分钟,每周3次。

治疗:12次后观察疗效,中间休息1周,可继续治疗。

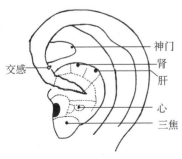

图4-73 高脂血症耳穴穴位示意

3. 刮痧

取穴:心俞、膈俞、肝俞、脾俞、胃俞、肾俞(见图4-52)。

操作方法:从上到下刮拭背部双侧心俞、膈俞、肝俞、脾俞、胃俞直至肾俞。每周1次。

治疗:7次后观察疗效,中间休息1周,可继续治疗。

沪上中医名家养生保健指南丛书

4. 耳穴贴压

取穴:心、肝、脾、胃、肾、神门、交感(图 4-73)。

操作方法:在选定穴上探得敏感点后,将粘有磁珠或王不留行子的耳穴胶布贴敷其上,每次取一侧耳穴。嘱患者每日按压 3～4 次。隔日贴敷 1 次,双耳交替。

治疗:10 次后观察疗效,间隔 5～7 日,可继续治疗。

5. 穴位贴敷

取穴:足三里、丰隆穴(见图 4-72)、内关(图 4-74)。

药物组成:吴茱萸 30 克,肉桂 30 克。

操作方法:以上药物研细为粉,以白醋为辅料调为糊状备用。穴位敷贴前应用乙醇棉球清洁穴位皮肤,将药糊敷于穴位上,用胶布贴敷。24 小时后去除。每日 1 次。

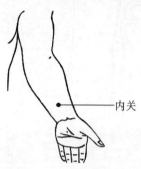

——内关

图 4-74　内关穴位示意

治疗:7 次后观察疗效。

6. 推拿按摩

取穴:足三里、丰隆、关元。

操作方法:患者取坐位,上述每穴按揉 100 下左右,力度要大,以患者耐受为度,每日 1 次。

治疗:6 次后观察疗效。中间休息 1 日,可继续治疗。

7. 食疗

(1) 玉米粉粥

原料和制法:粳米 150 克,玉米粉适量。将粳米洗净加水煮至米开花后,调入适量玉米粉糊,使粥呈稀糊状稍煮片刻即可。

用法:任意食用,每日 1 次。

功效:调中养胃、降脂健身,可作为高血脂和心血管疾病患者的常用膳食。

(2) 大葱粥

原料和制法:大葱 45 克(紫皮葱尤佳),大米 150 克。将大葱去皮,放在沸水中煮 1 分钟即可捞出,再把大米放入煮过的大葱的水中煮成粥。煮好后与大葱共食。

用法:任意食用,每日 1 次。

功效:健脾化痰。

(3) 醋花生米

原料和制法:镇江醋 250 毫升,花生米 200 克。将花生米泡入醋中,5～7 日后即可食用。

用法:每日服花生 7～10 粒。

功效:疏肝实脾,用于高脂血症、高血压病。

(4) 枸杞子粥

原料和制法:枸杞子 40 克,粳米 100 克。将两者分别洗干净,加清水共煮成粥。

用法:任意食用。每日 1 次。

功效:补肾益血、养阴明目。

(5) 冬虫夏草煲老鸭

原料和制法:老麻鸭 1 只(约 2 000 克),冬虫夏草 10～15 克。老鸭去毛,开膛去内脏,冬虫夏草纳入鸭腹内,入锅加水共煲 2 小时左右。饮汤,食肉。

用法:任意食用,每日 1 次。

功效:滋补肝肾。

(6) 玫瑰茉莉茶

原料和制法:玫瑰花、茉莉花各 8 克,绿茶 10 克。上述物品合用,沸水冲泡。

用法:任意饮用。

功效:活血祛脂、健脾解郁。

(7) 黑木耳烩豆腐

原料和制法:豆腐 200 克,黑木耳 25 克,素油 25 克,盐、味精、艿粉适量。黑木耳泡发洗净,热水先将豆腐烧沸捞出,旺火烧锅放色拉油投入少量黑木耳,煸炒一会,舀入清汤,烧沸后,勾艿,倒入豆腐,沸后调味。

用法:任意食用,每日1次。

功效:活血化瘀。

(8) 降脂减肥茶

原料和制法:干荷叶50克,生山楂、生薏苡仁各12克,花生叶15克,橘皮5克,茶叶40克。将上述物品碾碎共为细末,沸水冲泡代茶饮。

用法:任意饮用。

功效:降脂减肥,适用于高血脂和单纯性肥胖。

➕ 老中医的话

中医学中没有高脂血症的具体名称,但对类似高脂血症的症状有较多描述,如眩晕、中风、痰证、心悸等。老年高脂血症是在脏腑气血虚衰的基础上,加之饮食不节、嗜食肥甘、七情劳伤等形成的正虚邪实之证,其发病与肝、脾、肾三脏密切相关。在特定穴位上艾灸、拔罐、刮痧、耳穴贴压、穴位敷贴、推拿按摩等,均可以健脾化湿、祛瘀通络、补肾益气,改善机体紊乱的代谢功能,从而有效调节血脂。

临床上治疗高脂血症,须分清是原发性还是继发性,如属继发性高脂血症,应以治疗原发病为主。治疗本病时,应随时观察病情,定期复查血脂,注意饮食调理,加强体育锻炼,消除各种不利的心理因素。

➕ 温馨小·贴士

高脂血症首先要注意去除或控制其可能的病因、诱因及其他影响因素。当高脂血症确诊后,首先应进行饮食调整,严格选择胆固醇含量低的食品,如蔬菜、豆制品、瘦肉、海蜇等,尤其是多吃含纤维素多的蔬菜,可以减少肠内胆固醇的吸收;适量摄入含较多不饱和脂肪酸的饮食,如各种植物油类(花生油、豆油、菜籽油等);少食动物油类如猪油、羊油、牛油等;少吃动物脂肪、内脏、煎炸食品、甜食及淀粉类食品。要注意戒烟,可少量饮酒。注意减轻体重,加强体育锻炼,有氧运动每周至少3次,每次30分钟以上。同时,还要避免情绪紧张、过度兴奋。

对于高脂血症的治疗,目前降脂药虽多,但或多或少都有一定的不良反应。在采用西药治疗高脂血症的同时,联合应用中药或针灸推拿等非药物治疗方法,可减少西药用量,起到减毒增效的作用。

第十六节　冠心病

一、概述

冠状动脉粥样硬化性心脏病,是冠状动脉血管发生动脉粥样硬化病变,引起血管腔狭窄或阻塞,造成心肌缺血、缺氧或坏死而导致的心脏病,常常被称为"冠心病"。但是冠心病的范围可能更广泛,还包括炎症、栓塞等导致管腔狭窄或闭塞。冠心病分为5种类型:无症状型、心绞痛型、心肌梗死型、缺血性心肌病型、猝死型。其中最为凶险的表现是心肌梗死和猝死(表4-10)。

表4-10　冠心病分型及其病因和特点

冠心病分型	病因特点
无症状型	无症状,有辅助检查异常:如心肌缺血的心电图改变,或者增加负荷有所改变,休息后恢复。ST-T改变非冠心病特有,其他疾病也可引起

(续表)

冠心病分型	病因特点
心绞痛型	体力活动、劳累、精神激动、寒冷、饱餐后出现。疼痛部位可表现在上腹部、下颌、左肩胛部,有些在劳作后出现胸闷、心慌、气短症状,休息后缓解
心肌梗死型	冠状动脉某支血栓形成,导致冠脉闭塞、心肌坏死
缺血性心肌病型	心脏长期缺血缺氧,可出现慢性心力衰竭
猝死型	有些冠心病患者初始表现为猝死

　　冠心病属于中医学"胸痹"的范畴。其发生多与寒邪内侵、饮食不当、情志失调、年老体虚等因素有关。其病机有虚实两方面:实为寒凝、气滞、血瘀、痰阻,痹遏胸阳,阻滞心脉;虚为心脾肝肾亏虚,心脉失养。

二　诊断要点

1. 症状

　　(1) 典型胸痛:因体力活动、情绪激动等诱发,突感心前区疼痛,多为发作性绞痛或压榨痛,也可为憋闷感。疼痛从胸骨后或心前区开始,向上放射至左肩、臂,甚至小指和无名指,休息或含服硝酸甘油可缓解。胸痛放射的部位也可涉及颈部、下颌、牙齿、腹部等。胸痛也可出现在安静状态下或夜间,由冠脉痉挛所致,也称变异型心绞痛。如胸痛性质发生变化,如新近出现的进行性胸痛,痛阈逐步下降,以致稍事体力活动或情绪激动甚至休息或熟睡时亦可发作。疼痛逐渐加剧、变频,持续时间延长,祛除诱因或含服硝酸甘油不能缓解,此时往往怀疑不稳定心绞痛。

　　心绞痛的分级:国际上一般采用加拿大心血管协会(CCSC)分级法。

　　Ⅰ级:日常活动,如步行、爬梯,无心绞痛发作。

　　Ⅱ级:日常活动因心绞痛而轻度受限。

Ⅲ级：日常活动因心绞痛发作而明显受限。

Ⅳ级：任何体力活动均可导致心绞痛发作。

发生心肌梗死时胸痛剧烈，持续时间长（常常超过半小时），硝酸甘油不能缓解，并可有恶心、呕吐、出汗、发热，甚至发绀、血压下降、休克、心力衰竭。

（2）不典型症状　一部分患者的症状并不典型，仅仅表现为心前区不适、心悸或乏力，或以胃肠道症状为主。某些患者可能没有疼痛，如老年人和糖尿病患者。约有 1/3 的患者首次发作冠心病表现为猝死。

伴有症状：发热、出汗、惊恐、恶心、呕吐等。

2. 检查　冠心病的诊断主要依赖典型的临床症状，再结合辅助检查发现心肌缺血或冠脉阻塞的证据，以及心肌损伤标记物判定是否有心肌坏死。最常用的检查方法包括常规心电图、心电图负荷试验、核素心肌显像。有创性检查有冠状动脉造影和血管内超声等，但是冠状动脉造影正常不能完全否定冠心病。通常进行检查时，首先进行无创方便的辅助检查。

二、预防与养护方法

1. 艾灸

取穴：膻中、内关、巨阙（图4-75）、心俞（见图4-52）。

操作方法：采用温和灸方法，点燃艾条的一端，对准穴位皮肤，与皮肤保持距离 3～5 厘米，以感觉温热舒适而无灼痛感为宜；也可以应用百笑灸灸筒或艾灸盒进行艾灸。每个穴位依次艾灸 10～15 分钟，以局部皮肤出现红晕为度。每日艾

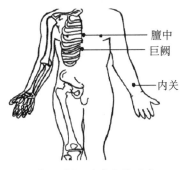

膻中
巨阙
内关

图 4-75　艾灸穴位示意

沪上中医名家养生保健指南丛书

灸 1 次。

治疗:10 次后观察疗效,中间休息 3 日,可继续灸疗。

2. 拔罐

取穴:大椎、肺俞、心俞、膈俞(见图 4 - 52)。

操作方法:患者俯卧位,将罐分别吸拔在上述穴位上,留罐 5～10 分钟,每周 3 次。

治疗:12 次后观察疗效,中间休息 1 周,可继续治疗。

3. 刮痧

取穴:膻中、巨阙、厥阴俞、心俞、膈俞、曲泽、内关、足三里、丰隆。

操作方法:①仰卧位,从上到下刮拭膻中、巨阙,手法宜轻柔;②俯卧位,从上到下刮拭厥阴俞、心俞、膈俞;③坐位,上肢从上到下刮拭曲泽、内关;下肢从上到下刮拭足三里、丰隆。每周 1 次。

治疗:7 次后观察疗效,中间休息 1 周,可继续治疗。

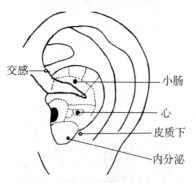

图 4 - 76　冠心病耳穴穴位示意

4. 耳穴贴压

取穴:心、小肠、交感、内分泌、皮质下(图 4 - 76)。

操作方法:在选定穴上探得敏感点后,将粘有磁珠或王不留行子的耳穴胶布贴敷其上,每次取一侧耳穴。嘱患者每日按压 3～4 次。隔日贴敷 1 次,双耳交替。

治疗:10 次后观察疗效,间隔 5～7 日,可继续治疗。

5. 穴位贴敷

取穴:膻中、心俞。

药物组成:黄芪 30 克,丹参 30 克,肉桂 30 克。

操作方法:以上药物研细为粉,以白醋为辅料调为糊状备用。穴位敷贴前应用乙醇棉球清洁穴位皮肤,将药糊敷于穴位上,用胶布贴敷。24 小时后去除。每日 1 次。

治疗:7 次后观察疗效。

6. 推拿按摩

取穴:膻中、内关、肺俞、厥阴俞、心俞。

操作方法:指揉膻中 2～3 分钟;点按内关 2～3 分钟;肺俞、厥阴俞、心俞,用拇指做按揉法或采用腕推法刺激穴位 3 分钟。每日 1 次。

治疗:6 次后观察疗效。中间休息 1 日,可继续治疗。

7. 食疗

(1) 山楂银杏叶茶

原料和制法:山楂 10 克,茶叶 3 克,银杏叶 10 克。将山楂和银杏叶加入适量清水煮约 10 分钟,熄火后倒入有盖瓷杯中,再加入茶叶,加盖放至温度适中时饮用。

用法:任意饮用。

功效:活血化瘀,化浊降脂。适用于冠心病患者兼有肥胖、血瘀,可抗衰老和预防脑中风。

(2) 何首乌杜仲银杏叶茶

原料和制法:何首乌 10 克,杜仲 6 克,银杏叶 10 克。把所有材料加入清水 3 碗,煮成 1 碗即成。

用法:任意饮用。

功效:益肾养血滋阴。适用于冠心病患者兼有腰酸肾亏、白发或未老先衰、便秘、记忆力衰退,不妨常饮,有抗衰老作用。

(3) 丹参菊花杞子茶

原料和制法:丹参 10 克,菊花 9 克,杞子 10 克。将丹参加入清水一杯半,煮沸后慢火煮约 15 分钟,剩 1 杯药汁时倒入有盖瓷杯中,加入菊花和杞子,放至水温适宜饮时饮用。菊花、杞子留杯中,待口干时再加沸水浸泡,可以多泡 1～2 杯菊花杞子茶,最后可以把杞子食用。

用法:任意饮用。

功效:活血通络,补肾益精。适用于冠心病、高血压病、高脂血症、眼蒙、眼疾、肝病者,常饮无忌。

(4) 首乌丹参粥

原料和制法:何首乌 10 克,丹参 10 克,无花果 1～2 个,大米 50 克。将所有材料洗净,加入适量清水煮成粥,加盐或淡食,食时丢掉药材即可。

用法:任意食用。

功效:滋阴养血,活血通络。适用于肥胖、冠心病、高脂血症、高血压病、便秘患者。

(5) 花旗参玫瑰茶

原料和制法:花旗参 6 克,玫瑰花(苞)15 朵,杞子 10 克。将把所有材料洗净,放入茶壶或有盖瓷杯中,冲沸水,泡至水温适合时便可饮用。如有便秘时,可加入蜂蜜调味更佳。

用法:任意饮用。

功效:理气解郁,益气散瘀。适用于气滞、心情郁闷的冠心病患者,有补气、增强免疫力的功能。

(6) 鲜灵芝茶

原料和制法:鲜灵芝 1 只。鲜灵芝不用洗,保留子实体表面的精华。用剪刀把鲜灵芝剪碎,放入 3 碗清水中,煮沸 10 分钟,倒出茶汁在一大冷水壶中,如此反复煎 4～5 次,每次茶汁搅拌一起,每日饮 2 杯。余下的茶放入冰箱中,可以保留 2～3 日。

用法:任意饮用。

功效:有增强免疫力、抗癌功效。适用于动脉硬化、心肌梗死、高血压患者。对预防流感、心悸、失眠、神经衰弱、冠心病有特效。

(7) 洋葱粥

原料和制法:洋葱 1 个(约 100 克重),大米 50 克,生姜 2

片。将洋葱切宽条洗净,加入已洗净的大米和清水、生姜一起煮成粥,吃时加盐调味即成。

用法:每日1顿。

功效:洋葱可以预防动脉硬化、冠心病、心肌梗死。肥胖、少运动的三高患者可常吃。

老中医的话

冠心病是中老年人的常见病、多发病,是由冠状动脉粥样硬化致心肌缺血、缺氧引起的疾病。病机主要在于心脉不通,病理性质可分为虚实两个方面,瘀血、痰浊、气滞、阴寒痹阻心脉为实,气血阴阳不足,心脉失于充养为虚。总属本虚标实,虚实夹杂之证。其发作常常与季节变化、情绪激动、体力活动增加、饱食、大量吸烟和饮酒等有关。

治疗时选取心经、心包经、任脉、膀胱经、胃经等的特定穴位,采用艾灸、拔罐、刮痧、穴位敷贴、耳穴贴压、推拿按摩等疗法,可以活血养血、化瘀通络、健脾化湿、调补肝肾、养心宁神,从而改善冠心病。

温馨小·贴士

冠心病患者多伴有高胆固醇血症、高血压、糖尿病、肥胖,其发病和饮食营养有着直接或间接的关系,所以注重合理饮食,是防治冠心病的主要措施之一。如多吃富含纤维素的食物、多吃含维生素丰富的蔬菜,并摄入高钾食物;少吃动物脂肪、胆固醇含量高的食物,少吃甜食,戒烟忌酒。

此外,合理的运动和良好的心态对病情的好转也有积极作用。平素注意多锻炼身体,以促进周身血液循环;并注意养成良好的睡眠习惯,少熬夜。

第十七节 围绝经期综合征

一、概述

　　围绝经期综合征指部分妇女由于卵巢功能衰退或丧失,引起机体下丘脑-垂体-卵巢轴功能障碍,导致内分泌失调、免疫力低下和自主神经紊乱的一系列综合征,可出现全身多个系统的病理变化。现代社会不仅仅中老年女性会出现,也有部分中老年男性随着年龄增长出现如性腺功能衰退、机体代谢紊乱等功能障碍。围绝经期综合征是女性从生育期向老年期过渡的生理转化期,在此期间,人体内多种代谢分泌水平产生变化,如果在这一阶段不能很好地调养身体,会使人体在进入老年期后出现记忆力和认知功能降低、抑郁易怒、睡眠障碍、血管舒缩功能异常(潮热)等一系列与老龄化相关的临床症状和体征。由于社会竞争日益激烈,以及其他社会家庭因素,围绝经期出现严重不适症状的中老年人越来越多。因此,此病重在前期预防,在未有明显症状时就要进行调养,如得不到恰当及时的预防和治疗,不仅影响患者身心健康,降低生活质量,还会引发许多社会家庭问题。

　　西医认为本病的发生主要与机体性激素水平降低有关,尤其卵巢功能衰退影响下丘脑-垂体-卵巢轴,引起的内分泌紊乱是围绝经期综合征的主要症状(表4-11)。

表4-11　围绝经期综合征的主要性腺激素指标与作用机制

激素指标	作用机制
促卵泡生成激素(FSH)	FSH是垂体前叶嗜碱性细胞分泌的一种糖蛋白激素,能促进卵巢的卵泡发育和成熟。FSH高见于卵巢早衰、卵巢不敏感综合征、原发性闭经等

(续表)

激素指标	作用机制
促黄体生成素(LH)	LH也是垂体前叶嗜碱性细胞分泌的一种糖蛋白激素,能促使排卵。高 FSH 再加高 LH,则卵巢衰竭已十分肯定
雌二醇(E_2)	E_2 可促使子宫内膜转变为增殖期和促进女性第二性征的发育。E_2 值低见于卵巢功能低下、卵巢早衰等

围绝经期综合征属于中医学"脏躁""郁证"的范畴,病变脏腑主要在肝、肾,尤以肾为关键。基本病机为肾气渐衰,天癸将竭,冲任亏损,精血不足,导致阴阳平衡失调,脏腑功能紊乱而发生围绝经期综合征。多以肾阴不足,水不涵木,致肝阳上亢,而出现潮热出汗、烦躁易怒等表现;心肾水火相济,肾精不足,肾水不能上济心火,则致心肾不交之失眠;肾脾为先、后天之本,互相充养,肾虚阳衰,火不暖土,脾肾阳虚而致精神萎靡、头晕耳鸣、纳呆腹泻等症状。多脏同病为围绝经期综合征的特点,从而使本病出现复杂多样的临床表现。

二、诊断要点

1. 症状 围绝经期综合征有一系列症候群,包括血管舒缩失调症状、精神神经心理症状、泌尿生殖系症状以及新陈代谢障碍症状,简称十二大症状,即潮热、出汗、头晕、蚁走感、关节痛、失眠、抑郁、烦躁、神经过敏、尿频、疲劳、性交干痛(性功能减退)。

2. 检查

(1) 血性激素测定:FSH 明显升高,LH 升高,E_2 下降。

(2) 盆腔超声检查

1) 子宫超声:体积缩小,内膜变薄,绝经后内膜≤4 毫米。

2) 卵巢超声:体积缩小,卵泡闭锁、消失。

(3) 阴道细胞学检查:阴道脱落细胞涂片中所见底层及中层细胞为主,显示雌激素水平低落。

三、预防与养护方法

1. 艾灸

(1) 方法一

取穴:神阙穴(图4-77)。

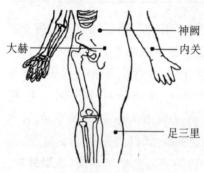

大赫——

神阙
内关
足三里

图4-77 艾灸穴位示意

操作方法:将生地、肉苁蓉、菟丝子、吴茱萸各等分共碾为末,加入等量食盐备用。将药盐填脐,填平后再铺成厚0.5厘米左右、长约3厘米、宽约3厘米,以高1厘米、直径0.8厘米、重0.1克的艾炷点燃置于药盐上,灸2~3壮,局部皮肤出现潮红为度。每日1次。

治疗:10次后观察疗效,中间休息3日,可继续灸疗。

(2) 方法二

取穴:命门、腰阳关、肾俞、肝俞、脾俞、心俞(见图4-52)、足三里。

操作方法:灸前将鲜姜切成片,厚度0.2~0.3厘米(约5分硬币之厚度),面积大于艾炷的底面。再将姜片中央穿刺数个小孔,置于穴位上,上置艾炷(底直径约1厘米、高约1.2厘米),放在穴位上施灸,灸5壮。若姜片烤干皱缩,或感觉灼热时更换姜片,务必使其温热透入肌肤,以局部皮肤潮红为度。每日1次。

治疗:10次后观察疗效,中间休息3日,可继续灸疗。

(3) 方法三

取穴:神阙、大赫、足三里(见图 4 - 77)。

操作方法:选用葫芦壳、茯苓皮、泽泻、黑白丑、首乌、三棱、莪术、槟榔、茵陈、山楂、决明子、莱菔子、生大黄按等量配比,碾极细末,以黄酒调和成直径为 20 毫米、厚 6 毫米的药饼。患者仰卧,药饼置于穴位上,药饼上置 1.5 厘米艾条点燃,如患者感觉温度过高可将药饼来回轻移,至艾条燃尽。每穴灸 2 壮。每日 1 次。

治疗:10 次后观察疗效,中间休息 3 日,可继续灸疗。

2. 拔罐

取穴:背部督脉和足太阳膀胱经左右第 1、2 侧线穴位(图4 - 78)。

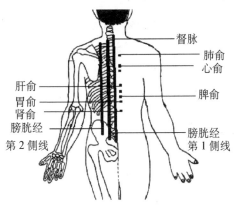

图 4 - 78　背部穴位示意

操作方法:患者取俯卧位,充分暴露背部至腰骶部,先在背部涂上一层按摩乳,再用罐口平滑的 4 号玻璃罐用闪火法吸住皮肤,待罐吸紧后,以手推罐,沿经脉循行线往返推移,反复操作4～6 遍,再分别在心俞、肝俞、脾俞、肾俞等部位,各留罐 5 分钟。在推移过程中,若患者局部有酸、麻、胀、痛或刺痛的异常感觉出现,也应在相应部位留罐 5 分钟。当皮肤出现红色紫红色或紫黑色瘀点时,走罐结束。每周 2 次。

治疗：8 次后观察疗效。中间休息 1 周，可继续治疗。

3. 刮痧

取穴：背部督脉和足太阳膀胱经左右第 1、2 侧线穴位（见图 4－77）。

操作方法：患者取俯卧位，充分暴露背部至腰骶部，先在患者背部涂上医用石蜡油，再用边缘钝滑的刮痧板与皮肤呈 45°～90°角从上向下刮拭背部皮肤。先刮督脉，然后刮拭膀胱经的第 1、2 侧线，每个部位 8～20 次，平均 5～10 分钟；再用刮痧板的一角点压按揉患者的五脏背俞穴，肾俞、脾俞、肺俞用补法（力量较轻、速度较慢、刺激时间较短），心俞、肝俞用泻法（力量较重、速度较快、刺激时间较长），每个穴位点刮 0.5～1 分钟。在刮痧过程中，若患者局部有酸、麻、胀痛或刺痛的异常感觉出现，也应在相应部位各点刮 0.5～1 分钟，力度应根据患者的体质和承受度来决定，刮至出痧即可，不可强求出痧。每周 1 次。

治疗：7 次后观察疗效，中间休息 1 周，可继续治疗。

4. 耳穴贴压

取穴：肾、心、肝、脾、内分泌、内生殖器、皮质下、交感、神门（图 4－79）。

操作方法：在选定穴上探得敏感点后，将粘有磁珠或王不留行子的耳穴胶布贴敷其上，每次取一侧耳穴。嘱患者每日按压 4～6 次，每次按压 3～4 分钟，以耳郭出现热胀微

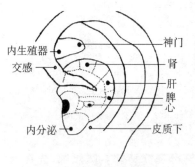

内生殖器
交感
内分泌

神门
肾
肝
脾
心
皮质下

图 4－79 围绝经期综合征耳穴穴位示意

痛感为度。每周贴敷 2 次，双耳交替。

治疗：10 次后观察疗效，间隔 5～7 日，可继续治疗。

5. 穴位贴敷

取穴：神阙、内关、涌泉。

药物组成:红景天、沉香、郁金、远志、石菖蒲。

操作方法:以上药物研细为粉,贮瓶备用。取适量滴入温清水调为糊状备用。穴位敷贴前应用乙醇棉球清洁穴位皮肤,将药糊敷于穴位上,用胶布贴敷。24 小时后去除。每日 1 次。

治疗:7 次后观察疗效。

6. 食疗

(1) 甘麦大枣饮

原料和制法:生小麦 30 克,大枣 5 枚,甘草 5 克,水煎服。

用法:饭前饮用,每日 1 次。

功效:养心安神、补脾和中,适用于心神不宁、神志恍惚、坐卧不安或哭笑无常的围绝经期综合征患者。

(2) 枣仁红枣粥

原料和制法:酸枣仁 15 克,红枣 10～15 克,粳米 50 克,白糖适量。将酸枣仁水煎,去渣取汁,入粳米、红枣同煮粥,待粥熟时,加白糖调味。

用法:空腹食用,每日 1～2 次,10 日为 1 个疗程。

功效:补益脾胃、养心安神,适用于围绝经期综合征患者。

(3) 地黄枣仁粥

原料和制法:酸枣仁 30 克,生地黄 30 克,大米 100 克,同煮成稀粥服用。

用法:任意食用。

功效:养心除烦、生津止渴,适用于围绝经期综合征伴有五心烦热、耳鸣腰酸、烦闷易怒、口苦尿黄、多梦便干等症状者。

(4) 莲子百合粥

原料和制法:莲子、百合、粳米各 30 克,同煮粥。

用法:每日早晚各服 1 次。

功效:滋阴润燥、清心安神。适用于心悸不寐、怔忡健忘、四肢乏力的围绝经期综合征患者。

(5) 羊心粳米粥

原料和制法:羊心 100 克,太子参 20 克,远志 10 克,当归 10 克,粳米 100 克。先将中药煎汤取汁去渣,羊心洗净后切片,入沸水中焯一下,沥干后切细。将粳米淘洗干净后入锅内煮粥,待粥沸时加入羊心及药汁,煮至粥熟,文火再煮 10 分钟,加入调料即可。

用法:任意食用。

功效:养心安神,适用于心悸不宁、失眠多梦的围绝经期综合征患者。

✚ 老中医的话

本病是妇女在月经将要绝断时出现的由于卵巢功能衰退引起的内分泌系统、自主神经系统、心血管系统和新陈代谢的异常,多以肾气亏虚为主,因此治疗也以肝肾阴虚、肾阴虚或肾阳虚为主入手。同时,调理脾胃也至为关键,因此中医学以补益肾气、兼调理脾胃为主要治法。

围绝经期综合征是由于绝经期前后肾气渐衰,天癸将竭,冲任亏损,精血不足,导致阴阳平衡失调,脏腑功能紊乱而发生。除肾虚多见外,肝气郁结也是临床多见的围绝经期综合征常见的证型,多有烦躁易怒、潮热肤红等表现,因此在补益肾气、调理脾胃的同时要注重对肝气的纾解。

保健护养时多选取肾经、膀胱经、肝经、脾胃经的特定穴位,采用艾灸、拔罐、刮痧、穴位敷贴、推拿按摩等疗法或耳穴贴压疗法,可以益肾健脾、调理脏腑、平衡阴阳,从而改善围绝经期综合征诸症。

中医学认为人体是一个形神合一的整体。对围绝经期综合征的治疗应在上述养生保健护养的同时,配合心理疗法,宣教围绝经期生理卫生知识,解除心理障碍及精神负担,劳逸适度,避免精神过度紧张或刺激。

温馨小·贴士

围绝经期综合征患者在日常生活中要重视心理调解,学会自我调节,多学习、读报、参加社区活动,积极保持乐观的处世态度,拥有开朗豁达的心境,培养适合自己的兴趣爱好,经常参加体育锻炼,注意饮食调理,饮食宜清淡,少食辛辣之品,慎起居,重摄生。

部分妇女在进入中老年后由于机体的生理和心理功能都不能很快适应,临床围绝经期综合征症状比较明显。只要重视预防护养和保健调节,一般并不需特殊治疗。极少数症状严重,甚至影响生活和工作者,则需要药物及针灸推拿治疗。围绝经期综合征虽然是由于性生理变化所致,但发病率高低与个人经历和心理负担有直接关系,个体差异非常大。对性格比较内向、心理比较敏感的围绝经期妇女来说,生理上的不适更易引起心理的变化,于是出现各种更加明显的围绝经期症状。因此,要尤其注意早期预防及治疗,心理调适十分重要。

 第十八节　膝骨性关节炎

一、概述

膝骨性关节炎是进入老年以后极易出现的慢性、进展性疾病,是一种表现为关节软骨退行性变性、破坏、骨质丢失及关节边缘骨赘形成(骨质增生)的慢性关节疾病,可导致关节畸形,也是骨科临床常见的慢性关节病。本病的发生与肥胖、衰老、创伤、炎症、关节过度使用、代谢障碍或遗传等因素有关,按病因可以分为原发性和继发性两类。前者是指原因不明的膝骨性关节炎,多与遗传和体质因素等有一定关系,常见于中老年人;后者指继发于先天性或遗传性疾病、关节外伤、内分泌及代谢病等。作为一种退行性关节病,膝骨性关节炎的病理变化首先是致病

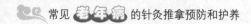

因素引起关节软骨磨损,继而出现关节边缘和软骨下骨质增生、骨赘形成、关节间隙狭窄、软骨下骨反应性增生和软骨下囊肿以及关节对线不良,后期往往出现关节结构学改变,表现为内外翻畸形,甚至关节脱位,严重影响患者的功能活动。因此,缓解疼痛、阻止和延缓疾病的进展、保护关节功能、改善生活质量是治疗本病的关键。

膝骨性关节炎属于中医学"膝痹""骨痹"的范畴,病变脏腑主要在肝、脾、肾,尤以肾为关键。基本病机以肝、脾、肾亏虚为本,以气滞血瘀痰凝、风寒湿邪侵袭、痹阻经络为标。中医认为,肾主骨生髓,髓居骨中,骨赖髓以充养;肝血能濡润营养筋骨,肝肾渐亏,筋骨懈惰;筋失血养,无以柔韧;骨失髓养,无以强壮;肉失脾主,虚赢无力。由于肝、脾、肾亏虚,气血运行不畅,痰凝经络,膝关节及周围组织失养;或由于膝关节的扭、闪、挫伤致膝关节内外组织损伤,脉络受损,血溢于外,阻塞经络,致气滞血瘀,经络受阻,从而引起关节软骨的退变,加之风寒湿外邪侵袭,痹阻经络,诱发而导致膝骨性关节炎。

二、诊断要点

1. 症状　主要表现为膝关节疼痛肿胀,活动后加重,下楼梯更明显,休息后缓解,严重者可出现膝内翻或膝外翻畸形。关节局部有肿胀、压痛、骨性隆起或肥大,屈伸活动受限,多数有摩擦音,关节晨僵,功能障碍或畸形。具体表现如下。

（1）关节疼痛及压痛:本病最常见的表现是膝关节局部的疼痛和压痛。膝关节作为负重关节更易受累。其发作常非常隐匿,缓慢进展,一般早期为轻度或中度间断性隐痛,休息时好转,仅在活动时有疼痛,或活动后加重,关节局部可有压痛,在伴有关节肿胀时尤为明显。随病情进展可出现持续性疼痛,长时间活动后再出现疼痛或导致活动受限。病情严重者,即使在休息时亦有疼痛,即静息痛,是膝骨性关节炎疼痛的主要特点。疼痛在阴冷、潮湿和雨天会加重。

(2) 关节肿大:早期为关节周围的局限性肿胀,随病情进展可有关节弥漫性肿胀、滑囊增厚或伴有关节积液。后期可在关节部位触及骨赘。

(3) 晨僵:患者可出现晨起或关节静止一段时间后僵硬感,活动后可缓解。本病的晨僵时间一般数分钟至十几分钟,很少超过 0.5 小时。

(4) 关节摩擦音(感):由于软骨破坏,关节表面粗糙,出现关节活动时骨摩擦音(感)。

(5) 关节活动受限:由于关节肿痛、活动减少、肌肉萎缩、软组织痉挛等引起关节无力,活动受限。还可因关节内的游离体或软骨碎片出现活动时的"绞锁"现象。

2. 检查

(1) 实验室检查:伴有滑膜炎的患者可出现 CRP 和 ESR 轻度升高。

(2) 影像学检查:X 线是常规检查,其特征性表现为:软骨下骨质硬化、软骨下囊性变及骨赘形成、关节间隙变窄等(表 4 - 12)。

表 4 - 12　膝骨性关节炎

临床＋放射学＋实验室标准
1. 近 1 个月大多数时间有膝关节疼痛
2. X 线示骨赘形成
3. 关节液检查符合骨性关节炎
4. 年龄≥40 岁
5. 晨僵≤30 分钟
6. 有骨摩擦音

注:满足 1＋2 条,或 1＋3＋5＋6 条,或 1＋4＋5＋6 条者,可诊断膝骨性关节炎。

沪上中医名家养生保健指南丛书

三、预防与养护方法

1. 艾灸

(1) 方法一

取穴:犊鼻、鹤顶、梁丘、血海、足三里、伏兔(图4-80A)、阳陵泉、膝阳关(图4-80B)、阴陵泉(图4-80C)、阿是穴。

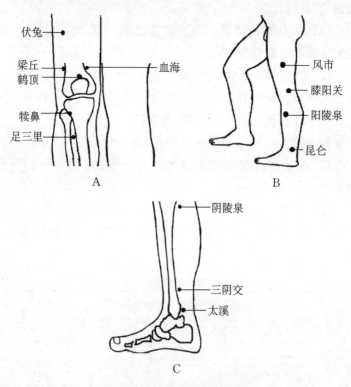

伏兔
梁丘
鹤顶
犊鼻
足三里
血海

A

风市
膝阳关
阳陵泉
昆仑

B

阴陵泉
三阴交
太溪

C

图4-80 下肢穴位示意

操作方法:以2条清艾条,点燃后猛吹其火,使其有较高温度,在膝关节附近穴位上温和灸,热度以患者能忍受为度。局部皮肤潮红后,在各个穴位上行手法,每一个穴位顺、逆时针方向旋转施灸36次,然后再以雀啄灸7次,以引动穴位经气运转。

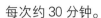

每次约 30 分钟。

治疗:10 次后观察疗效,中间休息 3 日,可继续灸疗。

(2) 方法二

取穴:犊鼻、足三里及患侧鹤顶穴、阳陵泉。

操作方法:患者仰卧位,医者手持点燃的艾条,在距离施灸腧穴皮肤表面 2～3 厘米高度施灸,先回旋灸 30 秒温热局部气血,继以雀啄灸 30 秒加强敏化,循经往返,30 秒激发经气,再施以温和灸发动感传、开通经络。每穴灸 10 分钟。

治疗:10 次后观察疗效,中间休息 3 日,可继续灸疗。

(3) 方法三

取穴:犊鼻、足三里、鹤顶、阳陵泉、阿是穴。

操作方法:取威灵仙 100 克、田三七 10 克、肉桂 10 克、冰片 5 克共研碎,过 200 目筛,药末装瓶密封。用时以陈醋适量调成泥状,制成直径 20 毫米、厚 5 毫米、质量为 5 克的药饼,用直径 1.66 毫米三棱针在药饼中部均匀戳 9 孔备用。患者仰卧位伸膝,先在选定腧穴作标记。将药饼紧贴于腧穴皮肤,上置艾炷(炷底直径 8 毫米、炷高 10 毫米、重量约 0.1 克的圆锥体),点燃艾炷顶端,隔药饼灸燃烧,每壮燃至患者有明显热灼感后,即更换新艾炷,每穴灸 5～7 壮,要求灸毕达到灸处皮肤微红。每日 1 次。

治疗:10 次后观察疗效,中间休息 3 日,可继续灸疗。

2. 拔罐

取穴:膝部阿是穴。

操作方法:用三棱针在阿是穴(关节压痛点)快速散刺 3～8 点,加拔火罐 5～10 分钟,吸拔出瘀血 2～5 毫升,每周 2 次。

治疗:3 次后观察疗效,中间休息 1 周,可继续治疗。

3. 刮痧

取穴:膝关节局部穴位。

操作方法:患者取俯卧位,膝关节局部均匀涂擦刮痧油,用水牛角刮痧板与患者皮肤呈 45°,由上而下循足太阳经、足少阳经、足阳明经均匀刮拭,以皮肤出现红点或青紫为度。每周1 次。

治疗:3 次后观察疗效,中间休息 1 周,可继续治疗。

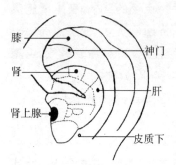

膝
神门
肾
肝
肾上腺
皮质下

图 4 - 81　膝骨关节炎耳穴
穴位示意

4. 耳穴贴压

取穴:膝、皮质下、神门、肝、肾、肾上腺(图 4 - 81)。

操作方法:在选定穴上探得敏感点后,将粘有磁珠或王不留行子的耳穴胶布贴敷其上,每次取一侧耳穴。嘱患者每日按压 3～4 次。隔日贴敷 1 次,双耳交替。

治疗:10 次后观察疗效,间隔5～7 日,可继续治疗。

5. 穴位贴敷

取穴:患侧膝关节犊鼻。

药物组成:蒲公英、红花、地丁、当归、生草乌、羌活、炙甘草,按 2:2:2:1.5:0.5:1.2:0.8 比例取药。

操作方法:诸药磨成细粉,加水、土豆粉等制成膏。穴位贴敷前应用乙醇棉球清洁穴位皮肤,取适量药膏均匀覆盖患侧膝关节,棉纸绷带包扎固定。3日更换 1 次。

治疗:7 次后观察疗效。

6. 推拿按摩

取穴:内外膝眼、血海、梁丘、鹤顶、足三里、丰隆、风市、阳陵泉、昆仑、阴陵泉、三阴交、太溪、环跳、承扶、委中、承山(图 4 - 82)、膝周阿是穴。

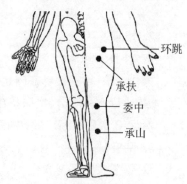

环跳
承扶
委中
承山

图 4 - 82　膝骨关节炎下肢穴位
示意

操作方法：

（1）患者取俯卧位，医者立于患者患侧。在大腿后侧、外侧用滚法、一指禅推法沿膀胱经、胆经治疗，以腘窝周围作为治疗重点，以透热为度。用一指禅推法结合点按弹拨，由轻至重，点环跳、承扶、委中、承山、昆仑、膝周阿是穴等穴，以患者能耐受为度。

（2）患者取仰卧位，医者立于患者患侧。揉拿脾胃经，重点为膝盖周围及股四头肌。用一指禅推法结合点按弹拨，施于膝周阿是穴、内外膝眼、血海、梁丘、鹤顶、风市、阴阳陵泉、足三里、丰隆、三阴交、太溪等穴。

（3）对膝关节做向臀部的被动屈伸、旋转运动，力量由弱到强，范围由小到大；在屈膝 90°情况下拔伸膝关节 3～5 次，并加做小腿内旋、外旋活动 3～5 次；伸直下肢，屈伸踝关节 3～5 次。

（4）双手搓揉膝部，揉拿推挤髌骨，并施擦法于患膝周围，以透热为度。

注意：要按经络辨治，选择经络要兼顾整体病情辨证归经和膝周阿是穴循行归经；重用一指禅推法，操作重点在膝周，要远近配合；关节被动活动及揉拿推挤髌骨。每膝 15～20 分钟，每日 1 次。

治疗：6 次后观察疗效。中间休息 3 日，可继续治疗。

7. 食疗

（1）骨碎补鹿角霜粉

原料和制法：骨碎补 200 克，鹿角霜 100 克。两药共研细末，装瓶备用。

用法：每日 2 次，每次 6 克，黄酒送服。

功效：补肾续伤、活血止痛、强筋健骨，适用于肾气虚弱型膝骨性关节炎患者。

（2）鹿茸酒

原料和制法：鹿茸 15 克，优质低度白酒 500 毫升。将锯下的鹿茸立即洗净,置沸水中略烫,晾干,再烫 2 次,以茸内血液排尽为度。然后风干或烘干,锤成粗末,放入白酒瓶中,密封瓶口,每日摇动 1 次,浸泡 1 周后开始饮用。

用法:每日 2 次,每次 1 小盅(约 15 毫升)。

功效:补肾阳、益精血、强筋骨。但高血压病患者慎用。

(3) 参归鳝鱼羹

原料和制法:党参 15 克,当归 15 克,鳝鱼 500 克。将党参、当归晒干或烘干,切成片,备用。鳝鱼宰杀后,去除内脏,洗净,沸水中汆一下,去骨切丝,与党参、当归同入锅中,加水适量,煨煮至鳝丝熟烂。除去参归片,入葱末、姜丝、料酒、精盐、胡椒粉、味精,改用文火煨炖至稠羹即成。

用法:佐餐当菜,随意服食。

功效:补气血、祛风湿、强筋骨,用于气血两虚型膝骨性关节炎患者。

(4) 木瓜猪蹄

原料和制法:木瓜 15 克,猪蹄 2 只。秋季木瓜成熟时采摘,纵破后晒干,切片,入锅,加水适量浓煎后去渣留汁,与洗净剖开的猪蹄同入锅中,加清水适量,以大火烧开后,加葱段、姜片、精盐、料酒,改用小火煨炖至猪蹄皮烂筋酥,入五香粉、味精、芝麻油少许即成。

用法:佐餐当菜,随量吃肉饮汤。

功效:祛湿、舒筋、壮骨、补血通络,用于血虚湿痹型膝骨性关节炎患者。

(5) 辣椒煨牛蹄筋

原料和制法:尖头辣椒 1 克,牛蹄筋 500 克,胡萝卜 150 克。先将牛蹄筋洗净,切成 3 厘米长的段,用料酒浸泡片刻,与姜片、大茴香、花椒同入锅中,加水适量,先以大火烧开,改以小火煨炖 1～2 小时,待牛蹄筋煨至八成烂时放入尖头辣椒、胡萝卜片、精盐,炖至蹄筋烂熟,调入味精、蒜末,再炖一沸即成。

用法：佐餐当菜，随意服食。

功效：祛风、散寒、除湿、强筋健骨，用于风寒湿痹型膝骨性关节炎。

(6) 归芍红花酒

原料和制法：当归尾200克，川芎200克，红花100克，低度白酒1000毫升。将当归尾、川芎同入锅中，加少量白酒，用中火炒至微黄，与红花同入酒坛中，倒入白酒，密封坛口，每日振摇1次，7日后开始饮用。

用法：每日2次，每次1小盅(约15毫升)。

功效：活血化瘀、通络止痛，用于气血瘀滞型膝骨性关节炎患者。

老中医的话

本病病机以肝脾肾亏虚为本，气滞血瘀痰凝、风寒湿邪侵袭、痹阻经络为标，中医以补益肝肾为主，兼顾内损外伤为主要治法。本病患者常年老、病久，且多发于身体负重或活动较多的关节，故补肝肾、益气养血在预防和治疗本病中具有重要作用。

本病中医分型主要为：①肝肾亏虚型：膝部酸痛或隐痛，病久关节变形，活动不利，腰膝酸软，五心烦热，肢体乏力，头晕目眩，耳鸣健忘，口躁咽干，盗汗颧红，女子月经量少，舌红少苔，脉细而数；②脾肾阳虚型：膝部隐痛或腰膝冷痛，形寒肢冷，晨僵，膝部肿胀，面色白，头晕，纳呆，小便清长，夜尿频数，形肿，溏泄，舌质淡胖，苔白滑，脉沉迟无力；③气滞血瘀型：膝部胀痛或刺痛，关节畸形，肿胀，痛处固定不移或痛点游走，夜间痛甚，局部压痛明显，面色黧黑，舌淡紫或有瘀斑瘀点，苔薄白，脉沉细或弦涩；④风寒湿痹型：膝部冷痛，重者屈伸不利，遇寒痛增，局部畏寒怕冷，肢凉，得温则舒，遇天气变化明显，舌淡，苔白滑或润，脉沉细。

中医采用膝关节局部穴位艾灸、拔罐、刮痧、穴位敷贴、推拿按摩等治疗可以活血化瘀、通络止痛,改善机体循环功能,从而可使筋骨强健、活动改善。此外,中药熏洗也是本病的常用方法,将下述中药材:伸筋草、威灵仙、巴戟天各30克,牛膝、川乌、草乌、乳香、没药、桃仁、红花、川椒、透骨草、海桐皮各15克,艾叶40克,独活20克,五加皮20克,置于2 000毫升水中浸泡2小时,以大火煮沸,小火沸腾5分钟后关火。将药液置于膝关节下方熏蒸,待水温降低用毛巾吸收药水热敷膝关节,每日1次,每次30分钟。治疗10次后观察疗效,中间休息3日,可继续治疗。

✚ 温馨·小贴士

膝骨性关节炎属于退行性病变,多由肝肾不足、慢性劳损和局部损伤而诱发。中西医结合治疗可提高疗效。中药及关节局部理疗可以显著改善膝关节功能、减轻关节疼痛,透明质酸钠等润滑剂的使用有利于保护关节软骨,改善关节挛缩。骨性关节炎后期常常导致关节结构学改变,严重影响患者的功能活动。现代关节置换手术对于缓解疼痛及恢复关节功能有较好的作用,但其治疗费用较大常常限制其应用。因此,对于骨性关节炎的早期预防就显得尤为重要。

患者一定要注重对全身关节的保护,尤其是膝关节,要加强关节保暖,避免体重过度增加,同时加强关节的非负重运动。早期预防通过干预已确定骨关节炎的危险因素来减少疾病的发生。如对于没有骨性关节炎表现的高度易患者(如年龄超过50岁,直系亲属中有骨关节炎患者,有膝和髋关节的外伤史、手术史,肥胖,需要弯腰搬运的工作等)可以通过修正危险因素来开展早期预防。平时对受累关节注意保暖,可以用热水袋、热毛巾等热敷,大伏天尽可能避免空调、电扇直接对关节吹风。

膝骨性关节炎是目前困扰老年人的常见病。因此,我们要树立预防意识,做到未病先防。中医药早期综合干预对膝骨性关节炎的发生、发展有明显的延缓作用,应在平时的家庭生活中多加以运用。

 # 第十九节 类风湿关节炎

一、概述

类风湿关节炎(RA)是一种以侵蚀性关节炎为主要表现的自身性免疫疾病。本病以女性多发,男女患病比例约1∶3。类风湿关节炎可发生于任何年龄,以30~50岁为发病的高峰。我国大陆地区的类风湿关节炎患病率为0.2%~0.4%。本病表现为以双手和腕关节等小关节受累为主的对称性、持续性多关节炎。病理表现为关节滑膜的慢性炎症、血管翳形成,并出现关节的软骨和骨破坏,最终可导致关节畸形和功能丧失。此外,患者尚可有发热及疲乏等全身表现。血清中可出现类风湿因子(RF)及抗环瓜氨酸多肽(CCP)抗体等多种自身抗体。

类风湿关节炎属于中医学"痹症""历节""痛风"的范畴,病变脏腑主要在肝肾。基本病机为肝肾虚损、气血亏虚为发病之本,初期以实邪为主,诱发本病的寒湿等邪气导致血行受阻,筋骨失养。随病情进展,中晚期的类风湿关节炎则以肝肾亏虚、痰瘀互结为主。晚期出现关节僵硬、畸形,严重影响患者的生活质量。因此早期预防、控制病情进展是治疗本病的关键。

二、诊断要点

1. 症状 类风湿关节炎主要临床表现为对称性、持续性关节肿胀和疼痛,常伴有晨僵。受累关节以近端指间关节,掌指关节,腕、肘和足趾关节最为多见;同时,颈椎、颞颌关节、胸锁和肩锁关节也可受累。中、晚期的患者可出现手指的"天鹅颈"及"纽扣花"样畸形,关节强直和掌指关节半脱位,表现掌指关节向尺侧偏斜。除关节症状外,还可出现皮下结节,称为类风湿结节;心、肺和神经系统等亦可受累。

2. 检查

(1) 实验室检查:患者可有轻至中度贫血,红细胞沉降率(ESR)增快,C-反应蛋白(CRP)及血清 IgG、IgM、IgA 升高,多数患者血清中可出现 RF、抗 CCP 抗体、抗修饰型瓜氨酸化波形蛋白(MCV)、抗 P68、抗瓜氨酸化纤维蛋白原(ACF)、抗角蛋白(AKA)或抗核周因子(APF)等多种自身抗体。这些实验室检查对类风湿关节炎的诊断和预后评估有重要意义。

(2) X 线检查:双手、腕关节以及其他受累关节的 X 线片对本病的诊断有重要意义。早期 X 线表现为关节周围软组织肿胀及关节附近骨质疏松;随病情进展,可出现关节面破坏、关节间隙狭窄、关节融合或脱位。

(3) 磁共振成像(MRI):MRI 在显示关节病变方面优于 X 线,近年已越来越多地应用到类风湿关节炎的诊断中。MRI 可以显示关节炎性反应初期出现的滑膜增厚、骨髓水肿和轻度关节面侵蚀,有益于类风湿关节炎的早期诊断。

(4) 超声检查:高频超声能清晰显示关节腔、关节滑膜、滑囊、关节腔积液、关节软骨厚度及形态等。彩色多普勒血流显像(CDFI)和彩色多普勒能量图(CDE)能直观地检测关节组织内血流的分布,反映滑膜增生的情况,并具有很高的敏感性。超声检查还可以动态判断关节积液量的多少和距体表的距离,用以指导关节穿刺及治疗。

三、 预防与养护方法

1. 艾灸

(1) 方法一

取穴:肾俞、足三里(图 4-83)、阿是穴(以患者关节疼痛和肿胀主要部位为穴,每次根据病情使用 2 个部位)。

操作方法:将生姜切成直径3厘米、厚0.5厘米的薄片,中间以针穿刺数孔,艾炷用精制艾绒制成直径2厘米、高2厘米的圆锥体状大艾炷。把艾炷置于姜片上,依次放在患者双侧的肾俞、足三里和阿是穴上,然后点燃施灸,当艾炷燃尽后,易炷再灸。每次每穴各灸3壮,以皮肤红晕而不起泡为度。在施灸过程中,若患者感觉灼热不可

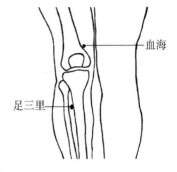

图4-83　艾灸穴位示意

忍受时,可将姜片向上提起,或缓慢移动姜片。隔日1次。

治疗:15次后观察疗效,中间休息3日,可继续灸疗。

(2) 方法二

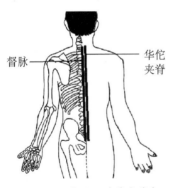

图4-84　类风湿关节炎背部穴位

取穴:主穴:督脉穴(大椎至腰俞)、双侧相应华佗夹脊穴。配穴:依据不同的疼痛部位局部取穴(图4-84)。

操作方法:取350克鲜姜加工成泥,艾绒250克,药粉(羌活、独活、牛膝、秦艽、细辛、川芎、人工麝香等组成)10克备用。华佗夹脊有34个穴位,从第1胸椎至第5腰椎,各椎棘突下旁开0.5寸是穴。每次艾灸先选主穴6～8个,配穴4～6个。以督脉为中心,在大椎至腰俞、华佗夹脊穴处均匀敷上药粉5～10克,再在其上铺厚2厘米、宽5厘米的姜泥一层,最后将做好的宽4厘米、高3厘米形似三棱柱的长条艾炷平放于姜泥上(艾炷与姜泥等长),在对应大椎、中枢、腰俞3处穴位的地方点燃,让艾炷自然燃尽,勿吹其火,移去其灰,再铺

沪上中医名家养生保健指南丛书

1壮。灸毕,用卫生纸吸干姜泥之汁,用长条胶布将姜末固定于背上,在固定期间患者背部有明显的温热感,此感觉能持续6～8小时。待温热感消失后移去姜泥,用湿毛巾轻轻揩净。如背部起水泡,用消毒针刺破,药棉或纱布揩干即可。7日治疗1次。

治疗:3次后观察疗效,中间休息7日,可继续灸疗。

(3) 方法三

取穴:主穴取肾俞、足三里;配穴取阿是穴或受累关节周围腧穴(每次根据病情选用2个腧穴)。

操作方法:点燃艾条的一端,距腧穴皮肤2～2.5厘米处施灸。主穴每2分钟轻弹灰1次,不吹火,灸至皮肤潮红温热、能耐受且不灼痛为度,配穴每2分钟弹灰并吹火1次,每穴每次灸20分钟。每日1次。

治疗:15次后观察疗效,中间休息3日,可继续灸疗。

2. 拔罐

(1) 方法一

取穴:取大椎、阿是穴。上肢配曲池(图4-85),下肢配血海(见图4-83)。

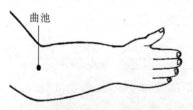

图4-85 曲池穴位示意

操作方法:选定关节肿痛明显者,于关节周围用七星针多处叩刺,以微出血为度,即时闪火拔罐8～12分钟,每周3次。

治疗:6次后观察疗效,中间休息1周,可继续治疗。

(2) 方法二

取穴:阿是穴或受累关节周围腧穴。

操作方法:患者仰卧位,每次从上述穴位中选择3～4个穴位,将罐分别吸拔在穴位上留罐5～10分钟,也可用闪火法。每周3次。

治疗:7次后观察疗效,中间休息1周,可继续治疗。

3. 刮痧

取穴:双侧膝关穴及肢体疼痛肿胀部位阿是穴(图4-86)。

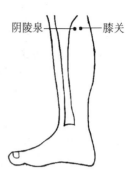

图4-86　阴陵泉、膝关穴位示意

操作方法:膝关位于人体的小腿内侧,当胫骨内髁的后下方,阴陵泉后1寸,腓肠肌内侧头的上部。以穴位或阿是穴为中心纵向10厘米为刮拭区域,用生姜汁或红花油为介质,涂于区域皮肤上,将刮痧板倾斜45°,刮拭上述区域,平补平泻手法,出现暗红色斑点则止。无肿胀处顺刮,有肿胀处逆刮。5日1次。

治疗:7次后观察疗效,中间休息1周,可继续治疗。

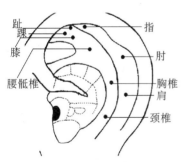

图4-87　类风湿关节炎耳穴穴位示意

4. 耳穴贴压

取穴:指、肩、肘、趾、踝、膝、腰骶椎、胸椎、颈椎(图4-87)。

操作方法:耳郭常规消毒。在选定穴上探得敏感点后,将粘有磁珠或王不留行子的耳穴胶布贴敷其上,每次取一侧耳穴,根据病情变化每次选取4~5个穴位。嘱患者每日按压3~4次。隔日贴敷1次,双耳交替。

治疗:10次后观察疗效,间隔5~7日,可继续治疗。

5. 穴位贴敷

(1) 方法一

取穴:大椎、至阳、命门。

药物组成:生白芥子、延胡索、细辛和甘遂组成,并按2:2:

1∶1 比例配成。

操作方法:以上药物研细为粉,用生姜汁调制合适的软硬度后容器储存。使用时做成直径约 2 厘米、高约 1 厘米的扁圆形药饼放置于穴位上,用透气性较好的无菌无刺激性胶布固定。贴敷时间为 2 小时。若患者感到局部灼热难忍,可随时揭去贴敷药物。

治疗:于夏季初伏期间的一天进行穴位贴敷,10 日后(即二伏)和 20 日后(即三伏)各重复贴敷 1 次。观察疗效,每年三伏天都可进行穴位贴敷治疗。

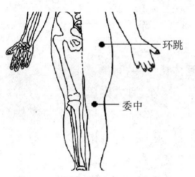

图 4－88　环跳、委中穴位示意

(2) 方法二

取穴:患侧环跳、委中(图 4－88)、双侧肾俞(见图 4－52)。

药物组成:生草乌头 30 克,生川乌头 30 克,生马钱子 30 克,牛膝 50 克,独活 50 克,当归 50 克,威灵仙 50 克,乳香 30 克,没药 30 克,莪术 50 克,艾叶 50 克,延胡索 50 克,伸筋草 50 克。

操作方法:上药研成粉末,去除粗渣,加陈醋、姜汁、麻油调制成膏剂,将此膏剂做成直径为 1 厘米的药饼,用医用胶贴固定在所取穴位上每次贴敷 6～10 小时。每日 1 次。

治疗:7 次后观察疗效,中间休息 1 周,可继续治疗。

6. 推拿按摩

取穴:大椎、肝俞、脾俞、肾俞和关节周围阿是穴。

操作方法:活动期,操作以双手多指交替按压为主,按压时用力要均匀、缓慢、持久,由轻到重,要将力度渗透到穴位的深部。缓解期,辅以揉、滚、搓、擦等手法。每日 1 次,每次 1 小时。

治疗:6 次后观察疗效,中间休息 1 日,可继续治疗。

7. 食疗

(1) 参蒸鳝段

原料和制法:鳝鱼 1 000 克,党参 10 克,川当归 5 克,火腿片 150 克,调料适量。将鳝鱼除头去杂,洗净切段,锅内放清水,放葱、黄酒、椒粉适量煮沸后,将鳝段放入沸水锅中烫一下捞出,排列在小盘子上,而后放火腿片、参、归、葱、姜、黄酒、椒粉、食盐及鸡清汤,盖严,浸湿棉纸,封口,上笼蒸约 1 小时后取出,启封,去葱、姜,加味精即可。

用法:佐餐食用,每周 2～3 次。

功效:补虚损、祛风湿。适用于腰膝酸软、筋骨疼痛之类风湿关节炎患者。

(2) 龙凤煲

原料和制法:老母鸡 1 只,乌梢蛇 1 条,淮山药、枸杞子、沙参、红枣各 10 克,食盐、味精、姜片等调味品各适量。将老母鸡除毛、内脏,清洗干净,切块;将乌梢蛇去皮、胆、血、头,切段。诸药择净,与鸡肉、蛇肉一同放入大砂锅中,加入清水及调味品等,上火煲熟即成。

用法:佐餐食用,每周 2～3 次。

功效:祛风除湿,适用于风湿性、类风湿关节炎患者。

(3) 木瓜田七猪蹄汤

原料和制法:木瓜、田七、怀牛膝、续断、当归各 10 克,砂仁 4 克,猪蹄爪 2 只,料酒、葱花、姜末、精盐、味精、五香粉各适量。先将猪爪残毛除净,清水洗净后,剁成几大块,备用。将木瓜、田七、怀牛膝、续断、当归分别拣杂洗净,晾干或晒干,切成片,同放入纱布袋中,扎紧封口,与猪爪同放入砂锅,加水适量,旺火煮沸,烹入料酒,改用小火煮 1 小时。取出药袋,放入洗净的砂仁(布包),加葱花,继续用小火煮至猪蹄爪酥烂,加精盐、味精、五香粉拌和均匀即成。

用法:佐餐当菜。

功效:舒筋活络,凡气血两虚型类风湿关节炎患者皆可食用。

(4) 苡仁狗骨汤

原料和制法:薏苡仁、淮山药各 10 克,赤小豆 20 克,狗排骨 1 000 克,生姜 20 克,盐、料酒、味精等。将生姜洗净,去皮绞汁待用,狗排骨洗净,剁成小块,用料酒、姜汁腌渍约 20 分钟后,捞出汤汁,然后与薏苡仁、淮山药、赤小豆一同放入砂锅中,加入清水 500 毫升,武火上煮沸 30 分钟,再改用文火慢煨 1～2 小时,放食盐、味精即成。

用法:趁热食用,佐餐食。

功效:温中补虚、除湿通痹,适用于风寒湿痹患者的肢体疼痛、手足痉挛、屈伸不利等症。

(5) 生地三蛇酒

原料和制法:生地 500 克,乌梢蛇 1 500 克,大白花蛇 200 克,脆蛇 100 克,冰糖 500 克,白酒 10 千克。将三蛇去头,酒浸,切段;冰糖加清水适量文火溶化后,熬至糖汁呈黄色时,停火,过滤去渣备用。将白酒、生地、三蛇同放酒坛中,封口,密封浸泡 10～45 日,每日振摇 1 次,如期过滤澄清,加冰糖汁混匀,再过滤一遍即成。

用法:每次 10～30 毫升,每日 2～3 次。

功效:疏风散寒、祛湿通络,适用于筋骨、肌肉、关节等处疼痛,麻木,屈伸不利等症患者。

✚ 老中医的话

正气虚衰、邪气壅盛是早期类风湿关节炎的病因。正气虚衰是内因,邪气侵袭是外因。根据湿热或痰瘀侵袭,中医分别以清热利湿、祛风活血和化痰逐瘀、健脾利湿为主要治法。本病发病率较高、病程长,如得不到及时正确的治疗,病情可逐渐加重,部分严重者最后出现关节畸形、强直、功能丧失，导致不同程度的残疾，故预后较差。由于正气亏虚是本病发病的关键，故平时注重养生、增强人体正气，才可使"正气存内，邪不可干"。

对于关节的肿大、屈伸不利等症，运用中医疗法在特定穴位上艾灸、拔罐、刮痧、耳穴贴压、穴位敷贴、推拿按摩等可以疏经通络、调和气血，改善机体屈伸不利的症状，从而可使诸症得到缓解。

中医药在预防类风湿关节炎的发生、减少复发、减轻疼痛、消除肿胀、提高生存质量、降低致畸和致残率等方面有着很大优势，尤其是早中期患者，可尽早采用中医干预，防止病情进展。

➕ 温馨小·贴士

类风湿关节炎多由肝肾不足，气血亏虚，风、寒、湿、热、痰、瘀等邪气留滞于肢体筋脉、关节，致使经脉气血痹阻不通，发为本病。应该注意的是，类风湿关节炎并非只是关节发生了炎症病变，而是全身性的广泛性病变，还会出现身体发热、四肢疲乏无力、体重减轻、心包炎、胸膜炎、皮下结节、周围神经病变、眼病变等。

适当的预防措施可有效控制类风湿关节炎的发病和病情进展，患者应注意以下几点：①多锻炼，增强自身的身体素质。适当参加一些体育活动，如田径、球类、游泳、武术、登山、滑冰、举重、摔跤、自行车等项目等均能增强机体抗风寒湿邪的能力。②避免风寒湿邪侵袭。要防止受寒、淋雨和受潮；关节处要注意保暖，不穿湿衣、湿鞋、湿袜等；不要贪凉受露、暴饮冷饮；不要卧居湿地等；运动或劳动后，不可趁身热汗出未干便入水洗浴；劳动汗出，里衣汗湿后应及时更换洗净；垫褥、被盖应勤洗勤晒，以保持清洁和干燥。③注意劳逸结合。活动与休息要相辅相成，过度疲劳，正气易损，人体的免疫力会下降，风寒湿邪就会乘虚而入。④保持正常的心理状态。本病有很大一部分是由于心理状

沪上中医名家养生保健指南丛书

态异常如精神受刺激、心情压抑、过度悲伤而诱发。所以保持精神愉快也是预防类风湿关节炎的一个重要方面,遇事要注意不可过于激动或长期闷闷不乐,保持正常的心理状态,对维持机体的正常免疫功能是重要的。⑤预防和控制感染。实验研究表明细菌或病毒感染可能是类风湿关节炎的发病因素之一,有些类风湿关节炎是在患了扁桃体炎、咽喉炎、鼻炎等感染性疾病之后而发病的。因此,预防感染和控制体内感染病灶也是重要的。

第二十节　骨质疏松症

一、概述

骨质疏松症是一种以骨量减少或低下、骨组织微结构退化损坏,导致骨的脆性增加及骨折危险性增高为特征的全身性骨病,中医学称之为骨痿。骨质疏松症分为原发性和继发性两大类。本文重点讨论原发性骨质疏松症的防治和护养。该病是一种慢性退化性疾病,以骨强度下降、骨脆性增高、骨折风险性增加为特征。随着人类寿命的延长和老龄化社会的到来,骨质疏松症的发病率呈上升趋势,是一种严重威胁中老年人健康的常见病和多发病。据统计,在70～80岁老年人中,76%患有骨质疏松症。骨质疏松症可发生于不同性别和年龄,但多见于绝经后妇女和老年男性。骨质疏松症个体差异很大,与固有因素如种族、年龄、女性绝经及其他非固有因素包括低体重、吸烟、过度饮酒和咖啡、体力活动缺乏、营养失衡等有关。一旦发生骨质疏松症性骨折,生活质量下降,会出现各种并发症,可致残或致死,因此骨质疏松症的预防比治疗更为重要。

骨质疏松症属于中医学"骨痿""骨枯""骨痹"的范畴,病变脏腑主要在肝、脾、肾,尤以肾为关键。本病为本虚标实之疾,以肾虚髓减为主,脾虚为要,血瘀、风寒湿邪闭阻为标,"虚""瘀"互相影响,互为因果,是骨质疏松症发生的基本病机。人体进入老年,肾气逐渐亏虚,肾虚又会导致肾精不足,化精生髓养骨功能下降,从而导致骨髓空虚,骨密度下降。脾虚不运,不能运化水谷精微可导致肾精亏损,骨骼失养,发生骨骼脆弱无力。肝气郁结,也可影响脾,脾失健运,气血化生不足而不能濡养筋骨;血运无力而渐成瘀滞,血瘀则经脉不畅,不通则痛;肾精亏虚,使骨髓失养,髓枯筋燥,痿废不起;水谷精微得不到布散,骨骼失养,会加重已形成的骨痿,最终形成瘀血-骨营养障碍-瘀血的恶性循环,促使骨质疏松症加剧,进而出现腰背疼痛、腰膝酸软、下肢痿弱等一系列症状。

二、诊断要点

1. 症状 本病临床症状主要表现为疼痛、脊柱变形和发生脆性骨折。但许多骨质疏松症患者早期常无明显的症状,往往在骨折发生后经 X 线或骨密度检查才发现。

(1) 疼痛:疼痛尤其是腰背痛是骨质疏松症最常见的症状,常有周身骨骼疼痛,四肢可伴有放射痛、带状痛、麻木感,负荷增加时疼痛加重或活动受限,严重时翻身、起坐及行走有困难。

(2) 脊柱变形:身高缩短和驼背、脊柱畸形和伸展受限也是老年性骨质疏松症的重要临床表现,多在疼痛后出现,久之可有肌肉萎缩等症。胸椎压缩性骨折会出现胸廓畸形,导致胸闷、气短、呼吸困难等呼吸系统障碍;腰椎骨折会改变腹部脏器解剖结构,导致便秘、腹痛、腹胀、食欲减低和过早饱胀感等。

(3) 骨折:低能量或非暴力时发生的骨折称之为脆性骨折。在骨量丢失 25% 以上时易发生骨折,是老年性骨质疏松症最常见和最严重的并发症。常在胸、腰椎、髋部、桡尺骨远端和肱骨近端发生脆性骨折,其中髋骨骨折最常见。

2. 检查

(1) 骨密度测定:骨密度值低于同性别、同种族正常成人的

沪上中医名家养生保健指南丛书

骨峰值不足 1 个标准差属正常;降低 1～2.5 个标准差为骨量低下(骨量减少);降低程度＞2.5 个标准差为骨质疏松症。骨密度降低程度符合骨质疏松症诊断标准,同时有一处或多处骨折时,为严重骨质疏松症。

(2) 其他:骨骼 X 线片,血、尿常规,肝、肾功能,钙、磷、碱性磷酸酶、血清蛋白电泳等检查,有利于骨质疏松症症的诊断和鉴别诊断。

三、预防与护养方法

1. 艾灸
(1) 方法一

取穴:主穴:脾俞、胃俞、肾俞;配穴:命门、腰阳关、至阳(图 4-89)。

操作方法:取俯卧位,可采用温和灸方法,点燃艾条的一端,对准穴位皮肤,与皮肤保持 3～5 厘米距离,以感觉温热舒适而无灼痛感为宜;也可以应用百笑灸灸筒或艾灸盒进行艾灸。每日艾灸 1 次,

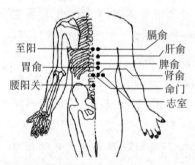

至阳
胃俞
腰阳关

膈俞
肝俞
脾俞
肾俞
命门
志室

图 4-89　骨质疏松症背部穴位示意

每个穴位依次艾灸 10～15 分钟,以局部皮肤出现红晕和温热感为度。

治疗:10 次后观察疗效,中间休息 3 日,可继续灸疗。

(2) 方法二

取穴:命门、肾俞、足三里。

操作方法:开始回旋灸 2 分钟以温热局部气血,然后雀啄灸 2 分钟,再循经往返灸 2 分钟来激发经气,最后施以温和灸发动感传、开通经络。施灸时间因人而异,一般从数分钟至 1 小时不

等。每日1次,每周6次,周日休息。使用时注意力要集中,艾火与皮肤的距离,以受灸者能忍受的最大热度为佳。注意不可灼伤皮肤。

治疗:10次后观察疗效,中间休息3日,可继续灸疗。

2. 拔罐

(1) 方法一

取穴:背部膀胱经第1侧线穴位(图4-90)。

操作方法:患者俯卧位,先于背俞穴部位均匀涂抹凡士林,再用罐口平滑的4号玻璃罐用闪火法吸住皮肤,待罐吸紧后,以手推罐,沿背部膀胱经第1侧线往返推移,反复操作4～6遍,再分别在肝俞、脾俞、肾俞等部位留罐5～10分钟,每周3次。

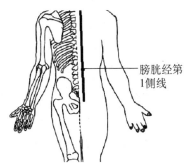

图4-90　背部膀胱经第1侧线示意

治疗:12次后观察疗效,中间休息1周,可继续治疗。

(2) 方法二

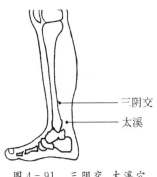

三阴交
太溪

图4-91　三阴交、太溪穴位示意

取穴:肾俞、志室、腰阳关、膈俞(见图4-52)、太溪、三阴交(图4-91)。

操作方法:依照穴位部位选取合适大小的抽气罐,将罐分别吸拔在穴位上,留罐5～10分钟。隔日1次。

治疗:15次后观察疗效,中间休息1周,可继续治疗。

沪上中医名家养生保健指南丛书

3. 刮痧

取穴：阿是穴或患处。

操作方法：首先把阿是穴或患处暴露，姿势摆放适当，注意室内保暖；然后用刮痧板由上至下沿经脉刮痧，力度适中以出痧为度，有时也不强求出痧。每周1～2次，视皮肤情况而定。

治疗：7次后观察疗效，中间休息1周，可继续治疗。

4. 耳穴贴压

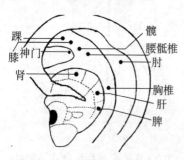

图4-92　骨质疏松症耳穴穴位示意

取穴：腰骶椎、肾、脾、肝、耳部阿是穴为主穴，神门、膝、髋、踝、肘为配穴（图4-92）。

操作方法：取以上主穴并随症取配穴。在选定穴上探得敏感点后，将粘有磁珠或王不留行子的耳穴胶布贴敷其上，每次取一侧耳穴。嘱患者每日按压3～4次。隔日贴压1次，双耳交替。

治疗：10次后观察疗效，间隔5～7日，可继续治疗。

5. 穴位贴敷

取穴：命门、脾俞（见图4-52）、关元（图4-93）。

药物组成：丹参150克，川芎100克，川牛膝150克，桂枝100克，桃仁100克，红花50克，龟板60克。

操作方法：以上药物研细为粉，以白醋为辅料调为糊状备用。穴位贴敷前应用乙醇棉球清洁穴位皮肤，将

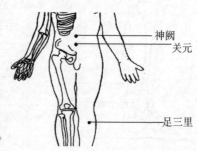

图4-93　神阙、关元、足三里穴位示意

药糊敷于穴位上,用胶布贴敷。24小时后去除。每日1次。

治疗:7次后观察疗效。

6. 推拿按摩

取穴:肾俞、脾俞、胃俞、足三里、三阴交、神阙。

操作方法:患者取仰卧位,采用掌摩法摩神阙10分钟,以透热为度;按揉双侧足三里、三阴交;取俯卧位,按揉双侧肾俞、脾俞、胃俞各1分钟,以酸胀为度,用适量冬青膏在腰背部施以擦法,以透热为度,擦20分钟。每周推拿3次。

治疗:6次后观察疗效,中间休息1周,可继续治疗。

7. 食疗

(1) 枸杞羊肾粥

原料和制法:枸杞子15克,肉苁蓉10克,羊肾1只,粳米50克。将羊肾剖开,去内筋膜,切碎,同枸杞、粳米、肉苁蓉放入锅内,加水适量,文火煎煮,待粥将熟时,加入食盐调味。

用法:分早、晚2次服食。

功效:补益肝肾、填精壮骨。

(2) 怀杞甲鱼汤

原料和制法:怀山药15克,枸杞子10克,约500克甲鱼1只。甲鱼放入热水中宰杀,剖开洗净,去肠脏,与各用料一起炖熟,加入姜、盐、酒少许调味即可。

用法:此为1日量,分早、晚2次服食。

功效:补养肝肾、滋阴壮骨。

(3) 桑葚牛骨汤

原料和制法:桑葚子25克,牛骨250～500克。将桑葚子洗净,加酒、糖少许蒸制。另将牛骨置深锅中,水煮,开锅后撇去面上浮沫,加姜、葱再煮。见牛骨发白时,表明牛骨的钙、磷、骨胶等已溶解到汤中,随即捞出牛骨,加入已蒸制的桑葚子,开锅后再去浮沫即成。

用法:调味后即可食用,分早、晚2次服食。

沪上中医名家养生保健指南丛书

功效:滋阴补血、益肾强筋。

(4) 桑葚杞子米饭

原料和制法:桑葚子、枸杞子各 15 克,粳米 100 克,白糖 20 克。取桑葚子、枸杞子、粳米淘洗干净,放入锅中,加水适量并加入白糖,文火煎煮焖成米饭。

用法:分早、晚 2 次服食。

功效:滋阴补肾壮骨。

(5) 核桃补肾粥

原料和制法:核桃仁、粳米各 30 克,莲子、山药、黑眉豆各 15 克,巴戟天 10 克,锁阳 6 克。将上述用料洗净,黑眉豆可先行泡软,莲子去芯,核桃仁捣碎,巴戟天与锁阳用纱布包裹,同入深锅中,加水煮至米烂粥成,捞出巴戟天、锁阳药包即成。

用法:调味咸甜不拘,酌量服食。

功效:补肾壮阳、健脾益气。

(6) 杜仲山药粥

原料和制法:鲜山药 50 克,杜仲、续断各 10 克,糯米 50 克。先煎续断、杜仲,去渣取汁,后入糯米及捣碎的山药,共煮为粥。

用法:任意服食。

功效:温补脾肾、强壮筋骨。

➕ 老中医的话

本病为本虚标实之疾,以肾虚为主,脾虚为要,血瘀、风寒湿邪为害,"虚""实"互相影响,互为因果。骨质疏松症患者多以肾虚症状为主,出现腰酸腿痛、牙齿松动的症状。中医治疗以补肾填精、益气补血、强筋壮骨为先。同时老年人脾胃虚弱,不能充养肾精,出现肌肉骨髓失养、四肢无力,故在补肾的同时应重视顾护后天脾胃。骨质疏松症后期往往出现骨及关节的疼痛、肿胀,痛处相对固定不移,呈慢性反复隐痛或刺痛,多由日久气滞血瘀所致,因此活血化瘀在骨质疏松症的治疗中同样重要。

采用外治疗法如艾灸、拔罐、刮痧、耳穴贴压、穴位敷贴、推拿按摩,配合相应食疗方内服,可以活血化瘀、调和气血,改善脾胃功能,以补养肾精的不足。

温馨·小·贴士

骨质疏松症多由脾肾功能虚衰,骨髓空虚,不能很好地滋养骨骼而致。

在日常饮食方面,患者一定要保证充足的钙质摄入。不良的饮食习惯,如过度饮酒、吸烟、咖啡因摄入、高盐、高蛋白、高脂肪饮食均会影响骨峰值,增加身体的钙流失,因此在日常生活中都应避免。通过学习,加强对骨质疏松症的认识,注意调整不当的生活习惯,加强服药依从性和规范性(如口服钙剂时,需注意增加饮水量,且最好是空腹服用;服用维生素 D 时,需注意不要与绿叶蔬菜同服)。

根据患者自身的具体情况,在身体适应范围内,进行适当的运动锻炼,如太极拳、慢跑、散步等对改善骨质疏松症、增加骨质强度也有好处,但注意活动量需由小到大,时间不宜过长。长期卧床的患者可进行踝关节、股四头肌的锻炼。

患者家属应加强对老人的关怀照顾,缓解患者心理压力,使其乐观积极地配合治疗。

第二十一节 老年性痴呆

一、概述

老年性痴呆,即阿尔茨海默病(AD),是一种老年人常见的以进行性认知障碍和记忆能力损害为主的中枢神经系统退行性变性疾病。本病的发病率随年龄增高而增加,65 岁以上患病率

沪上中医名家养生保健指南丛书

约为 5%,85 岁以上为 20% 或更高。此外,该病多与性别、遗传、生活方式等密切有关,患者中女性多于男性,且约 5% 的患者有明确的家族史,因此老年女性、有密切家族史的人群尤其需要注重该病的防治护养。该病起病多非常隐匿,以进行性思维、记忆、行为等智能衰退和人格障碍改变等为主要临床特征,可伴随精神和运动功能障碍症状,常常影响工作、社会或生活能力,严重影响生活质量。随着社会经济快速发展、人民生活水平不断提高、人口老龄化进程加快及环境污染严重,老年性痴呆成为继心血管病、脑血管病和癌症之后的"第四大杀手",给家庭、社会带来了沉重的负担。

老年性痴呆属于中医学"呆病""健忘""癫病"的范畴,中医学认为病变脏腑主要在脑,与心、肝、脾、肾等功能失调关系密切,尤以肾为关键。基本病机为年老体衰或久劳久病等引起肾精亏虚,脾胃功能减退,气血生化无源,肾精气血亏虚,无以充养精髓,致脑海神明失养、元神失用而出现记忆力减退、注意力不集中、表情呆滞、反应迟钝、动作笨拙等一系列脑髓空虚的表现;或以饮食、情志、劳作等失调引起气血精液运行失调,痰浊上蒙,瘀阻脑络,清窍被蒙,神机失用,也会导致健忘呆滞、哭笑无常等表现。本病属于本虚标实,以虚为本,以实为标,由于气、血、痰、瘀、火等病邪造成老人精血亏损,脑髓空虚,元气不足,进而阴阳失调,精神失用出现呆傻愚笨诸症。因此,本病治疗多以补肝肾、益心脾、养气血、填精髓为主以治虚,同时辅以泻火化痰、养肝熄风、活血化瘀以治实,如此虚实兼顾进行治疗。

诊断要点

1. 症状 老年性痴呆进入中晚期后即呈不可逆的缓慢病程进展,因此本病需早期发现老年人的起病症状,才能进行相应的防治和护养。其临床表现如下。

(1) 遗忘:遗忘是初发老年性痴呆时的症状,也是诊断本病的必备条件。具体表现为记忆力差、遇事易忘,刚刚说过的话、做过的事情很快就没有任何印象,新近记忆比远期记忆更容易受损;或者是怎么也想不起来过去曾经熟记的事情,比如记不得自己的姓名、地址、电话号码,经常性走失等。

(2) 失认、失语和失用:患者没有视觉、听觉障碍,但不能通过感官(包括视觉、听觉、触觉)去认识熟悉的物体,比如不能阅读、不能通过视觉辨别物品,严重时甚至不能辨别自己和亲友的形象,还有一些患者会忘记语言,逐渐失去说话能力。失用主要表现为不能执行命令或模仿动作,随着病情的恶化,还会出现不能正确使用一部分肢体去做习惯性动作的症状,例如不会穿衣、步行、书写等。

(3) 精神病性症状:主要表现为妄想、幻觉、主动性减少、情感淡漠、呆滞、抑郁不安或欣快感、失眠、徘徊、无意义目的多动或重复活动、自言自语或大声说话、不洁行为、攻击倾向等。

2. 检查

(1) 脑脊液检查:老年性痴呆患者脑脊液β淀粉样蛋白Aβ42水平降低;总tau蛋白(T-tau)、磷酸化tau蛋白(P-tau)及P-tau/T-tau比值升高。

(2) 头颅CT:老年性痴呆患者头颅CT可见脑萎缩,分为脑灰质及脑白质萎缩。前者表现为脑回变窄,脑沟加深、增宽;后者表现为侧脑室扩大,脑室角变钝。

(3) 头颅磁共振成像(MRI):老年性痴呆最早病变发生于内嗅皮质,然后才累及海马,出现海马萎缩,可用于轻中度的AD诊断。

(4) 脑电图:老年性痴呆患者90%可有脑电图异常,表现为α节律减慢、不规则、消失或波幅下降。可出现广泛性θ波,期间混有δ波活动。

沪上中医名家养生保健指南丛书

预防与护养方法

1. 艾灸

取穴:百会(图4-94)、关元、足三里(图4-95)、涌泉。

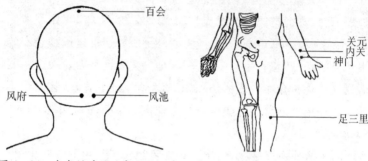

图4-94 老年性痴呆头部穴位示意　　图4-95　关元、内关、神门、足三里
穴位示意

操作方法:取仰卧位,采用温和灸方法,点燃艾条的一端,依次对准百会、足三里、涌泉,与皮肤保持3～5厘米距离,以感觉温热舒适而无灼痛感为宜。关元采用百笑灸灸筒或艾灸盒进行艾灸。每日艾灸1次,每个穴位依次艾灸10～15分钟,以局部皮肤出现红晕或温热感为度。

治疗:10次后观察疗效,中间休息3日,可继续灸疗。

2. 拔罐

(1) 方法一

取穴:第7颈椎至骶尾部督脉及背俞穴(见图4-52)。

操作方法:首先在取穴部位的皮肤表面涂少量凡士林,再用罐口平滑的4号玻璃罐用闪火法吸住皮肤,待罐吸紧后,以手推罐,在患者背部督脉循行的部位来回缓慢推移3次,将罐留拔于大椎;紧接着另取一玻璃罐,依前法从左侧肾俞向上至大杼来回缓慢推移3次,将罐留拔于左侧肾俞;然后如同左侧方法,将罐留拔于右侧肾俞,如此按督—左—右顺序反复拔吸走罐,直至局部皮肤出现潮红为度;最后将 3 个空气罐分别拔吸在大椎和两侧肾俞 3 个穴位上,留罐 5～10 分钟。隔日 1 次。

治疗:12 次后观察疗效,中间休息 1 周,可继续治疗。

(2) 方法二

取穴:督脉后背循行线(见图 4-52)。

操作方法:应用玻璃罐,采用闪罐法,将罐子拔上后立即取下,如此反复吸拔多次,至皮肤潮红为止。闪罐后再留罐 5～10 分钟。隔日 1 次。

治疗:15 次后观察疗效,中间休息 1 周,可继续治疗。

3. 刮痧

取穴:督脉神庭至长强、足太阳膀胱经背部腧穴(图 4-96)、足少阳胆经头部穴位(图 4-97)。

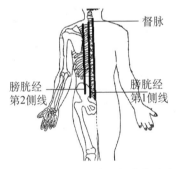

图 4-96　足太阳膀胱经背部腧穴示意

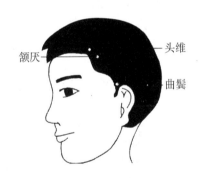

图 4-97　足少阳胆经头部穴位示意

操作方法:用刮痧板沿督脉由神庭(前发际正中直上 0.5 寸)刮至大椎;由大椎刮至长强,沿足太阳膀胱经第 1、2 侧线穴位刮痧,沿胆经由颔厌(头维与曲鬓弧形连线的上 1/4 与下 3/4 交点处)刮至风池。力度适中以出痧为度,有时也不强求出痧。每周 1 次。

治疗:7 次后观察疗效,中间休息 1 周,可继续治疗。

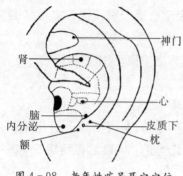

图 4 - 98　老年性痴呆耳穴穴位
示意

4. 耳穴贴压

取穴：心、肾、皮质下、神门、脑、额、枕、内分泌等（图 4 - 98）。

操作方法：取以上穴位并随症加减。在选定穴上探得敏感点后，将粘有磁珠或王不留行子的耳穴胶布贴敷其上，每次取一侧耳穴。嘱患者每日按压 3～4 次。隔日贴敷 1 次，双耳交替。

治疗：10 次后观察疗效。间隔 5～7 日，可继续治疗。

5. 穴位贴敷

取穴：风池、神门、大椎、合谷。

药物组成：当归 60 克，黄芪 90 克，丹参 90 克，细辛 20 克，肉桂 20 克。

操作方法：以上药物共研细末，用黄酒调成糊状，穴位贴敷前应用乙醇棉球清洁穴位皮肤，将药糊敷于穴位上，用胶布贴敷。每日或隔日换 1 次。

治疗：20 次后观察疗效，中间休息 1 周，可继续治疗。

6. 推拿按摩

取穴：百会、风池、风府、内关、足三里、涌泉、命门、肾俞、心俞、脾俞、大椎、印堂、神庭、曲池、太溪、三阴交。

操作方法：①开天门（推印堂至神庭）36 次，分阴阳（从印堂经上额推至太阳穴）36 次，掐人中，点按百会，按揉风池、风府（后正中线上，与风池相平）。手法要轻揉适当，切忌大力，以达醒脑开窍、安神、平肝熄风、升阳提气。②按内关、曲池、足三里、三阴交、涌泉，并施拿法于上下肢。手法要轻快，深透以达到舒筋活血。③捏脊 7～9 遍，并着重按揉命门、肾俞、心俞、脾俞及大椎。手法以轻快深透为好,以达到调整脏腑功能。

治疗:6 次后观察疗效,中间休息 1 日,可继续治疗。

7. 食疗

(1) 核桃粥

原料和制法:核桃 30 克,大粳米 200 克,大枣 10 枚。上 3 味洗净,放入锅内,文火熬成粥。

用法:每日服 2 次。

功效:补肾健脑。

(2) 黑芝麻粥

原料和制法:黑芝麻 30 克,粳米 100 克。将两者洗净,放入锅内,文火熬成粥。

用法:服时可加蜂蜜 1 匙搅匀,每日早晚服食。

功效:补肝肾、益精血。

(3) 枸杞子粥

原料和制法:枸杞 20 克,小米 100 克,猪瘦肉末 30 克。洗净后,放锅内共熬粥。

用法:服时加少许精盐调味,可经常食用。

功效:滋阴补肾。

(4) 牛骨髓粥

原料和制法:牛骨髓 15 克,黑芝麻 15 克,糯米 100 克。三者洗净后,放锅内一起煮粥。

用法:食用时加少量白糖调味,每日 2 次。

功效:壮骨易髓、补肾健脑。

(5) 五仁健脑糕

原料和制法:枸杞子、枣仁、桃仁、核桃仁、大枣各 10 克,与糯米 250 克混合放入盆或大瓷碗中,加水适量蒸熟。

用法:任意食用。

功效:健脑补肾。

✚ 老中医的话

本病以肾虚精亏，不能上充于脑而致髓海不足为本，痰、瘀、风、火为标，证属本虚标实。中医治疗在补脾益肾治本的同时，兼顾佐以化痰开窍、活血化瘀、养肝息风、清心泻火等。一般认为，肾虚和痰瘀风火为老年性痴呆发病的根本病因，且二者相互影响，运用补益和祛邪治法，能够针对主要矛盾，往往疗效理想。患者可服用枸杞、鹿胶、龟胶、莲子、山药、黄芪、茯苓、胡麻仁、核桃、大枣、百合、桑葚子、赤小豆等药食兼宜、补益性平之品。

中医治疗本病的优势在于：①从中医整体观念出发，辨证论治，全面整体调节，能够取得较好疗效；②方法多样，针灸、推拿、耳穴贴压、穴位敷贴、药膳等疗法有助于改善临床症状；③以"未病先防，已病防变""不治已病治未病"的理论观点作支持，早预防，早发现，早治疗。老年性痴呆是一个慢性隐匿的过程，中医对其防治有重大意义。

✚ 温馨小·贴士

老年性痴呆是由于人体衰老，神经系统退行性病变引起的一系列认知、学习、记忆等功能障碍。该病患者多有糖尿病、高血压等基础疾病，因此有效控制脑动脉粥样硬化的发展对改善大脑的血流灌注、维护大脑的正常代谢、预防痴呆的发生具有积极的意义。老年人可借助饮食、锻炼、药物、针灸等预防脑动脉粥样硬化的发生。在膳食营养上，强调做到"三定、三高、三低和两戒"，即定时、定量、定质，高蛋白、高不饱和脂肪酸、高维生素，低脂肪、低热量、低盐和戒烟、戒酒。

精神调摄也十分重要，老年人要做到神守于内，形全于外，才能防病且延年益寿。此外，老年朋友在离退休之后应积极参加社会活动，培养兴趣爱好，参加一些力所能及的脑力和体力活动。另外，参加适当的体育锻炼，多读书、看报、收听广播，积极用脑,或可通过修德养生、恬淡虚无、知足常乐、专心致志、精神寄托、闭目养神和寡欲七法进行精神调摄,也有助于预防老年痴呆。

第二十二节　肿瘤放化疗的不良反应

一、概述

　　恶性肿瘤是老年人的常见病、多发病,虽然有地区差异,但全球老年人恶性肿瘤发病率总体趋势在不断增加。目前,肿瘤仍是一种难治之症,严重危害着人类的健康。现今医学界对肿瘤的防治主要集中在提倡积极普查、早期诊断、及早综合治疗,常用的治疗方法以手术、放疗、化疗等为主。肿瘤放化疗不良反应是指肿瘤患者在放化疗法后,除了肿瘤细胞被抑制和杀伤外,机体正常的细胞亦受到伤害,而出现的胃肠消化功能障碍、骨髓抑制、肝功能损害、神经毒性反应、皮肤黏膜炎性反应以及免疫功能低下等一系列症状。该病是由于放化疗法对人体损伤较大,且对正常细胞和肿瘤细胞缺乏理想的选择作用,特别是对正常增殖旺盛的细胞(如造血细胞、淋巴细胞、口腔及胃肠道黏膜上皮细胞)也具有杀伤作用。许多化疗药物对人体重要器官如肝、肾、心、肺等都有一定的毒性作用,导致重要器官功能受损,引起的强烈的毒副作用往往迫使患者中断治疗,重者甚至危及生命。因此,如何克服肿瘤放化疗不良反应是恶性肿瘤治疗中的关键性问题之一。

　　肿瘤放化疗的不良反应无特定病名,根据症状不同分属于中医学"积聚""噎膈""鼓胀""胁痛""虚劳"等范畴。中医学认为虽然病变多在某一局部,但往往是由于机体整体失调引起的一种全身性病变。病变脏腑主要在脾、胃、肝、肾,尤以脾胃为关键。基本病机为气滞血瘀、痰湿积聚、邪毒蕴积、脏腑气血阴阳

失调。中医学认为肿瘤的发生与机体本身存在脏腑亏虚有关，瘀血、顽痰、邪毒为其标。放化疗法作为一种热毒之邪，虽是一种治疗方法，但对身体仍有损伤，易损伤气血，灼耗精液，损伤脾胃，影响气血生化，进一步消耗人体正气，体质渐渐衰弱，进一步"因实致虚"，更无力与邪毒交争，形成恶性循环，导致病情虚实相间、错综复杂、迁延难愈，更增加治疗的困难。因此，中医药针灸推拿防治过程中多以扶正为主，清解余毒为辅，以促进脏腑正常功能恢复。中医药结合治疗肿瘤放化疗不良反应往往能够改善临床症状，减轻手术后化疗、放疗等引起的毒副作用，提高肿瘤患者生活质量，达到延长寿命的目的。

二、诊断要点

1. 症状 本病临床症状主要表现为胃肠消化功能障碍、骨髓抑制、肝功能损害、神经毒性反应、皮肤黏膜炎性反应以及免疫功能低下等。

（1）消化道症状：腹胀、腹痛、纳呆、恶心、干呕、便秘、腹泻以及放疗部位黏膜坏死、出血等。

（2）骨髓抑制症状：白细胞下降（尤以粒细胞减少为著）、血小板减少、贫血等。

（3）中毒性肝炎：肝大、肝区疼痛、黄疸、肝功能损害等。

（4）机体衰弱症状：全身疲乏、困倦、四肢无力、多汗、咽干、舌燥、脱发等。

（5）神经系统症状：精神萎靡、头晕、心悸、气短、失眠、心烦。

（6）炎性反应症状：发热、患部疼痛、口腔炎、口腔黏膜溃疡、静脉炎、皮炎、神经炎、肺炎、膀胱炎、直肠炎等。

（7）其他：血尿、蛋白尿等肾功能损害，皮肤色素沉着，组织损伤或坏死等。

2. 检查

（1）血常规：白细胞和血小板下降，甚者红细胞、血红蛋白下降等。

(2)肝肾功能:血转氨酶、胆红素、血肌酐清除率、尿素氮及电解质等出现异常改变。

(3)心电图:可出现 T 波改变或 S－T 段改变。

(4)胸部 X 线片:环磷酰胺、长春新碱、博莱霉素等可引起肺纤维化,胸片可见肺纹理增粗或呈条索状改变。

三 预防与护养方法

1. 艾灸

(1)方法一

取穴:内关、中脘、神阙、关元、足三里(图 4－99)。

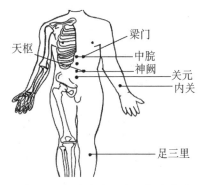

图 4－99 肿瘤放化疗不良反应的穴位示意

操作方法:将新鲜的老姜切成厚度 1.5～2.0 毫米的薄片,并用针头在表面扎数个小孔,将质量较好的艾绒制作成底面直径约 1 厘米的圆锥状艾炷备用。患者取方便操作的体位(仰卧位、侧卧位、坐位),在内关、中脘、神阙、关元、足三里分次放置姜片,再将艾炷放置姜片上点燃,注意施灸过程中的安全问题。每日 2 次,每穴灸 3～5 壮,以皮肤发红发热不烫伤为度。

治疗:10 次后观察疗效,中间休息 3 日,可继续灸疗。

(2)方法二

取穴:大椎、膈俞、脾俞、胃俞、肾俞(见图 4－52)。

操作方法:患者俯卧,全身放松,铺垫舒适,暴露背部。在患者背部两侧及下部未灸部位用对折白棉布覆盖。在大椎、膈俞(双)、脾俞(双)、胃俞(双)、肾俞(双)处,各平放一块备好的姜片。点燃 9 个艾炷(从上部点燃),放在患者背部腧穴的姜片上,施灸。当患者感到灸痛时,开始点燃第 2 组 9 个艾炷,并准备第 2 轮施灸。术者一手持镊子,另一手端装有水的烧杯(或茶缸),在患者感到灸痛时夹起在患者背部穴位处燃烧的艾炷,放在杯子中熄灭,姜片不动,即刻放上第 2 个刚点燃的艾炷。4 壮灸完后,用白棉布将被灸部位盖上,再盖上被子(单)。医者隔着被子(单)轻轻按摩被灸部位,直到患者不感到姜片温热时,结束治疗。揭去被子(单),被灸腧穴处出现直径 4～6 厘米的红晕,不起泡为佳。每日 1 次。

治疗:10 次后观察疗效,中间休息 3 日,可继续灸疗。

2. 拔罐

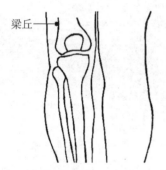

梁丘—

图 4 - 100　梁丘穴位示意

（1）方法一

取穴:患者背侧畏寒为主者取脾俞、肾俞、阿是穴;腹侧畏寒为主者取关元、足三里、阿是穴。肩背畏寒者加膏肓、肺俞;表虚多汗者加大椎、肺俞;腰部冷痛者加命门、腰阳关;腓肠肌抽搐者加承山;手足不温者加内关、三阴交;胃脘冷痛者加中脘、梁门;膝关节冷痛者加梁丘、阴陵泉(图 4 - 100)。

操作方法:每次取 8～12 个穴位,留罐 5～10 分钟。手术后腹胀及病情较重者可先行腹部闪罐。方法如下:按顺时针方向,由左梁门、左天枢、关元到右天枢、右梁门、中脘、左梁门,循环闪拔,每穴闪罐 10～15 次,以患者自感腹部有温热感、腹部皮肤潮红为度。

治疗:12 次后观察疗效,中间休息 1 周,可继续治疗。

（2）方法二

取穴:以痛为腧,胸痛取胸痛点相对应后背正中线上 2 或 3 指处拔罐;背痛取痛点及痛点上 2 或 3 指正中线处为穴。

操作方法:拔罐时选大号玻璃罐(或广口罐头瓶)4～8 个,大号持针器或镊子 1 把,夹取含适量 95% 乙醇的药棉,用闪火法拔罐,将罐分别吸拔在穴位上,留罐 10～15 分钟。隔日 1 次。

治疗:15 次后观察疗效,中间休息 1 周,可继续治疗。

3. 刮痧

取穴:中脘、关元、足三里、脾俞、胃俞、肝俞、肾俞(见图 4 - 52)。

操作方法:从上到下刮拭背部双侧肝俞、脾俞、胃俞、肾俞;腹部以神阙为界,分上下两段从上向下刮拭腹部中脘至关元;自上而下刮拭小腿外上侧足三里。每周 1 次。

治疗:7 次后观察疗效,中间休息 1 周,可继续治疗。

4. 耳穴贴压

取穴:肾、胃、十二指肠、大肠、交感、神门、皮质下。肝气犯胃者配肝,脾胃虚弱者配脾(图 4 - 101)。

操作方法:用 75% 乙醇消毒耳郭,取以上主穴并随症取配穴。在选定穴上探得敏感点后,将粘有磁珠或王不留行子的耳穴胶布贴敷其上,用拇食指相对按压王不留行子,以患者感到酸、胀、痛,直至耳郭发红发热为宜,每次取一侧耳穴。嘱患者每日按压 3～4 次。隔日贴敷 1 次,双耳交替。

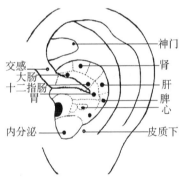

图 4 - 101 肿瘤放化疗不良反应耳穴穴位示意

治疗:10 次后观察疗效,间隔 5～7 日,可继续治疗。

5. 穴位贴敷

(1) 方法一

取穴:神阙。

药物组成：半夏、茯苓、泽泻、白豆蔻各 12 克。

操作方法：以上药物研细为粉，以生姜汁、蜂蜜为辅料调为糊状备用。穴位敷贴前清洁肚脐，取透皮吸收促进剂冰片少许掺入药膏中拌匀，将药糊敷于穴位上，每次约 5 克，用胶布贴敷。24 小时后去除。每日 1 次，贴敷持续到化疗结束。

治疗：治疗与放化疗疗程相同。

（2）方法二

取穴：神阙。

药物组成：槟榔 6 克，大黄 6 克，肉苁蓉 10 克，砂仁 6 克，豆蔻 6 克，枳壳 12 克，冰片 6 克。

操作方法：将上述 7 味药粉碎研末，密封罐装置保存。敷脐方法：密封罐取药粉 5 克，用温水 5 毫升调成膏状，剪一 5 厘米×5 厘米小方块纱布将药膏包裹，患者行腹部按摩后用 75% 乙醇消毒敷于患者脐及脐周。24 小时更换 1 次。

治疗：7 次后观察疗效。

6. 推拿按摩

取穴：神阙及周围穴位。

操作方法

（1）患者体位：仰卧位，两膝屈曲，腹部放松。

（2）操作前检查患者腹部皮肤。

（3）按摩方法：第 1 步按摩者温暖双手，蘸少量甘油涂抹双手掌，用一手掌以掌心贴附肚脐，另一手叠在上面，顺时针按摩全腹，约 5 分钟。第 2 步用下面手掌拇指以外的四指指腹，顺时针方向以画陀螺的方式轻轻边按边摩擦，当按摩至左下腹时，适当加强指的压力，以不感疼痛为度。按压时呼气，放松时吸气，约 5 分钟。第 3 步两手合掌用力，依结肠解剖位置升结肠、横结肠、乙状结肠方向自右下腹向上推至右上腹，再左推至左上腹，再向下推至左下腹，如此重复推按 20 次。

（4）点按穴位：用中指分别点按腹结（大横下 1.3 寸，距前正中线 4 寸)、神阙、关元(位于脐下 3 寸处)、天枢(位于脐中旁开 2 寸处),每穴位 1～2 分钟,以患者产生酸胀为宜。

(5) 操作后予温热毛巾擦拭腹部皮肤。

(6) 注意事项:按摩前患者应排空膀胱,不宜过饱或过饥。按揉时用力要适度,动作宜轻柔。每日 1 次。

治疗:6 次后观察疗效,中间休息 1 日,可继续治疗。

7. 食疗

(1) 黄芪山药羹

原料和制法:黄芪 30 克加水煮 0.5 小时,去渣,加入山药 60 克,再煮 0.5 小时,加白糖(便秘者加蜂蜜)即成。注意同时患有糖尿病者不加白糖和蜂蜜。

用法:空腹食用,每日 1 次。

功效:益气养胃,适用于肿瘤放化疗患者。

(2) 参芪健脾汤

原料和制法:高丽参 10 克,黄芪 10 克,山药 18 克,枸杞子 15 克,当归 10 克,桂圆肉 14 克,陈皮 5 克,猪排骨 300 克或整鸡 1 只,清水适量。将高丽参、黄芪等中药洗净后放入布袋中扎口,与排骨或鸡一起加水炖煮,先大火后小火,煮 2～3 小时后捞出布袋,加入盐、胡椒等调味品即可。

用法:每次 1 小碗,每日 1 次。

功效:益气健脾。

(3) 菱粉苡米粥

原料和制法:菱角粉 50 克,薏苡仁 50 克,山药 100 克,糯米 100 克,佩兰叶 10 克,浙贝粉 10 克。将山药切片,薏苡仁水泡开,佩兰叶布包泡开,加入糯米、冷水烧开,再加入菱角粉和浙贝粉调匀,煲粥。

用法:任意食用。

功效:健脾补中、祛痰利湿,适用于肿瘤放化疗后脾虚痰湿证。

沪上中医名家养生保健指南丛书

（4）姜汁橘皮饮

原料和制法：鲜生姜 20 克，鲜橘皮 250 克，蜂蜜 100 克。先将鲜生姜洗净，连皮切片，加温开水适量，在容器中捣烂取汁，兑入蜂蜜，调和均匀，备用；将新鲜橘皮洗净，沥水，切成细条状，浸泡于蜂蜜姜汁中腌制 1 周即成。

用法：每日 3 次，每次 20 克，恶心欲吐时嚼食。

功效：降逆止呕，适用于肿瘤放化疗后呕吐严重者。

（5）芡实粉粥

原料和制法：芡实 60 克，粳米 100 克。将芡实洗净，晒干或烘干，研成细粉，粳米洗净后入锅，加水适量，大火煮沸后加芡实粉，搅匀，改用小火煮成稠粥。

用法：任意食用。

功效：补中气、健脾胃，适用于肿瘤放化疗后腹泻者。

（6）芝麻润肠糕

原料和制法：黑芝麻 60 克，菟丝子 30 克，桑葚子 30 克，火麻仁 15 克，糯米粉 600 克，粳米粉 200 克，白糖 30 克。将黑芝麻用小火炒至香熟，将菟丝子、桑葚子、火麻仁入砂锅加水，以大火煮沸后用小火煮 20 分钟，去渣取汁，再将糯米、粳米、白糖放入盆中，兑入药汁及清水后揉成面团做成糕，抹上植物油、撒上黑芝麻，以大火蒸熟。

用法：随意服用。

功效：润肠通便，适用于肿瘤放化疗后便秘患者。

（7）半枝莲粥

原料和制法：半枝莲 15 克，白花蛇舌草 30 克，粳米 100 克。将前 2 味加水煎取汁，与淘洗干净的粳米一同煮粥。

用法：随意服用。

功效：益肾养阴、祛湿清热，适用于肿瘤放化疗后五心烦热、热象重者。

（8）茵陈红糖饮

原料和制法:茵陈 15 克,红糖 30 克。将茵陈洗净入锅加水适量,煎煮 30 分钟。

用法:随意服用。

功效:清利湿热、疏肝利胆,适用于肿瘤放化疗后肝胆湿热者。

✚ 老中医的话

放化疗药物对机体的五脏六腑、气血津液都有严重的损害作用,尤其对脾胃的损伤最为直接和严重,因此中医防治以健脾益肾、补养气血、和胃降逆为主,以清热解毒为辅。健脾益肾、和胃降逆法多用于治疗放化疗引起的胃肠道消化功能紊乱,放化疗引起的不良反应多以热毒伤阴为主,因此放化疗中期多采用益气养阴、补益气血及健脾益气等法,放化疗后期则采用健脾补肾、攻补兼施诸法。清热解毒法多适用于头面部肿瘤放疗不良反应及化疗初期的治疗。

肿瘤放化疗不良反应的表现多种多样,具有病因多重性和表现多样性的特点。中医运用辨证论治的方法,根据临床不同表现,针对不同症状采用中医食疗、艾灸、推拿、刮痧、拔罐、耳穴贴压等多种养生保健护养方法,能够明显减少放化疗不良反应,提高机体对放化疗的耐受能力,使放化疗得以顺利完成。

中医学认为,脾胃为"后天之本""气血生化之源",因此针对纳差、疲倦乏力、发热这些临床症状,尤其要重视对脾胃的调理。除上述食疗及艾灸等外治方法外,也可配合一定的中药方剂,或升清降浊,或甘温除热,使脾胃这一后天之本得到充养,提高癌症患者的生存质量。

✚ 温馨小·贴士

肿瘤放化疗不良反应是由放射线或化学药物的摄入,导致机体重要脏器如肝、脾、肾等受其毒害,加之本身正气虚弱,复感

沪上中医名家养生保健指南丛书

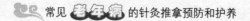

邪毒而发。

　　放化疗患者既已受到放化疗的毒害，更应注意药物的选择和服用，尽量采用毒副作用小的西药或结合服用中药治疗。患者需要根据症状采取针对性的调养方法。首先要加强对放化疗的了解，解除紧张、恐惧、消极心理，控制情绪，保持乐观的心态。饮食方面，由于肺瘤放化疗患者最常见的主要症状是食欲不振，极易导致恶病质，因此在治疗期间应给予清淡、营养丰富、易于消化的食物，如鱼、肉、蛋、豆制品、牛奶、新鲜水果、蔬菜等，避免刺激性饮食，如油炸、辛辣、坚硬及过冷、过热之品。患者要做到春防风，夏防暑、长夏防湿、秋防燥、冬防寒，注意保暖，一定要注意休息，以免六淫之邪侵袭机体，加重病情，影响治疗。

　　对于放化疗结束出院的患者，需要定期检查，加强门诊随访。

图书在版编目(CIP)数据

常见老年病的针灸推拿预防和护养/赵粹英主编.—上海：复旦大学出版社,2016.5
(沪上中医名家养生保健指南丛书/施杞总主编)
ISBN 978-7-309-12076-9

Ⅰ.常…　Ⅱ.赵…　Ⅲ.①老年病-常见病-针灸疗法②老年病-常见病-推拿
Ⅳ.①R246②R244.1

中国版本图书馆 CIP 数据核字(2016)第 015290 号

常见老年病的针灸推拿预防和护养
赵粹英　主编
责任编辑/贺　琦

复旦大学出版社有限公司出版发行
上海市国权路 579 号　邮编：200433
网址：fupnet@ fudanpress.com　http://www.fudanpress.com
门市零售：86-21-65642857　团体订购：86-21-65118853
外埠邮购：86-21-65109143
上海市崇明县裕安印刷厂

开本 890×1240　1/32　印张 8.125　字数 193 千
2016 年 5 月第 1 版第 1 次印刷

ISBN 978-7-309-12076-9/R·1538
定价：29.00 元